陳欣湄

2021

陳欣湄———著

其實你胖得很冤枉

家醫科女醫師教你重啟
健康體重 基礎閾ㄩˋ值,
Reset
身體自然瘦

最適切的個人化體重控制準則

劉博仁　醫師／博士

　　肥胖，在現代飲食精緻化加上少動的氛圍下，已經是全球必須面對的問題，其所造成的共病以及社會成本可說是相當高。肥胖與三高疾病有關，糖尿病患者如果合併肥胖，血管傷害是一條不歸路，非常容易導致腎功能衰退，甚至洗腎的地步。高血脂或是高血壓合併肥胖，腦中風以及心肌梗塞機率也增加。另外，肥胖也與部分癌症增加有關，包括乳癌、子宮內膜癌、卵巢癌、攝護腺癌、大腸直腸癌等相關。無獨有偶，肥胖還與大腦疾病脫離不了關係，包括憂鬱、血管型失智，甚至是認知功能障礙等等。看到這裡，肥胖的朋友應該會想好好的來減重了吧。可是有那麼容易嗎？的確，減重永遠是熱門話題，因為有許多的不為人知的重點在裡頭。

　　陳欣湄醫師是我多年的好友，也是我台北菁英診所的醫師好夥伴，這些年來看到她努力的為過重族尋找方法，遍讀各類資料，如今又在百忙之中寫下這本《其實你胖得

很冤枉——家醫科女醫師教你重啟健康體重基礎閾值，身體自然瘦》一書。真的是太棒了，許多人真的胖得很冤枉，嘗試了許多方法，結果換來了溜溜球效應，以及越減體脂肪越高的窘境。功能醫學會從腸道、內分泌、壓力荷爾蒙、毒物、過敏等各層面剖析其原因，然後給予最適切的個人化體重控制準則，這所有的一切在陳醫師這本書當中都會呈現給讀者，相信大家參考這本書之後，可以重新啟動健康體重基礎閾值，然後達到身體自然瘦的終極目標。

（本文作者為菁英診所基因營養功能醫學門診營運長、
台灣基因營養功能醫學學會理事長）

幫助你在減重的旅程中
更加得心應手不卡關

宋明樺　營養師

隨著時代的變化，外食比例居多不下已經是持續好多年的飲食型態，但是現在外送平台的盛行，加重了外食的方便與活動量的減少，更是引起肥胖的一大問題。

依據 2013~2016 年「國民營養健康狀況變遷調查」，我國成人過重及肥胖盛行率（身體質量指數大於等於 24）為 45.4%。以體脂肪為標準，台灣 45 歲以上的人，無論男女，有超過 50% 以上都有過重（BMI 在 24~27）、甚至是肥胖（BMI 大於 27）的問題。

講到肥胖，許多人終其一生都在為了體重、體脂肪在奮鬥，認為減重是一輩子的功課，通常有這樣念頭的人常常在減重、復胖中來來回回、沒完沒了……當然這些錯誤的減重過程也慢慢的把自己的健康燃燒殆盡（代謝率變得非常差），讓每一次的減重效果變得越來越差、內分泌失調等狀況也逐漸出現。

常常在面對這類對象時，都必須花好大一段時間先把

代謝導正回來，方能進入正確的減重計畫裡；講到減重，其實一開始並不是訂出你的減重目標，而是必須先了解到自己為什麼會胖，知己知彼才可以百戰百勝。

陳醫師這本書從一開始就告訴你「檢視個人的體質」，讓你真正了解到人身體奧秘與運作，才可以對症下藥（使用正確方式）瘦得輕鬆又不復胖。本書中有一部分提到減重中「能量攝取的問題」，更是完全說中營養師教導減重者過程中，有許多人非常在意每一餐熱量攝取多少，多一點少一點都會影響到整天的心情，說真的，除非餐餐便利商店，你吃進肚子裡面的每樣食物都有完整的營養標示，不然熱量根本就是一個虛無縹緲的計算……。

此外，書中也提到許多我們意想不到與減重有關的疾病或是議題，一次幫大家破解謎題，內容多元、豐富。我真心推薦這本好書，它會幫助讀者在減重的旅程中更加得心應手不卡關。

（本文作者為各大談話性與健康節目熱烈邀約的減脂瘦身湯權威營養師、台北市營養師公會兼任居家營養師）

肥胖不只是外觀上的問題，
更代表著你身體發出的警訊！

看減重門診不知不覺也好幾年的時間了，最早我的門診模式會使用限制飲食或熱量，去控制病人的體重。最為人知的一種說法就是，若要減掉 1 公斤的體重，需要消耗 7700 大卡的熱量。所以如果每天少攝取 500 大卡，或靠運動多燃燒 500 大卡，只要持續 14 天，也就是 2 週的時間，就有辦法減輕 1 公斤的體重。

這個說法是十分合理，能量守恆對大多數的人都是有效果的，但不能理解的是，**如果能量是守恆的，那為什麼有一些病人明明嚴格控制體重，甚至一天只吃不到 1000 大卡的熱量，但體重數字卻不動如山的停在那裡？**

為什麼有的人吃不胖，有的人卻越減越肥？

這讓我想到一位微胖的病人，身材肉肉的她，常常讓人誤以為她是個美食主義者。但她其實高度自律於體重控制，用最嚴格的方式、斤斤計較每一份餐點攝取的卡路里，她甚至隨身攜帶一個小電子秤，方便隨時計算熱量，讓每天攝取的卡路里完美的控制在少於自己體重標準之下。偏

　　　　　　　　　　其實你胖得很冤枉

偏在這樣嚴格的控制中，體重並不盡人意，她微微發胖的外觀還常讓別人以為她是一個不忌口的美食家。

你必須看過她從包包裡拿出隨身攜帶的電子秤，和她記錄每一筆蛋白質、碳水化合物的小筆記本，才會相信微微發胖的她，其實是個意志力遠高過一般人、高度自律的女子。但為什麼，在這樣高度自律的狀態下，她的體重仍然持續上升？

我再舉個相反的例子吧！我相信你身邊總是會有幾個人，他們不太忌口的吃著各式各樣的美食，從來不知道一份中薯需要消耗 330 大卡，一份便利超商的便當總共有 895 大卡，他總是開心的吃啊、吃啊，甚至吃進了很多你連碰都不敢碰的食物，偏偏身材就是很纖細，細到讓人羨慕。

這兩個不同的例子，到底問題差在哪裡？又為什麼，減重產品跟減重選項琳瑯滿目，但總是找不到一個完美的方式，可以直接讓人變瘦不再復胖？（如果有那種產品上市，你一定要告訴我，我會去買該公司股票！鐵定賺翻了。）

自從我接觸了功能營養醫學，我越來越明白上述的兩個例子的差別，並不在他們減重方式有錯誤，而是在他們「自身的體質」狀況大不相同。那個吃很多卻身材持續保持纖細的人，因為過往的身體狀況是平衡的，就算偶爾暴

食，體重仍會守恆在一個固定的健康範圍上下；但那位高度自律的女子可就相反了，胰島素阻抗、腸漏症、過敏體質、隨時處在高度壓力下……身體自己所設定的「基礎體重」，或許就遠遠高過一般人。（我會在後面解釋「基礎體重說法」，來說明為何有些人體重一直維持在胖的狀態，無論多麼努力減重都看不到顯著的改變，反而像溜溜球那樣越減復胖後增加的體重越是驚人。）

　　如果你是這輩子只減過一兩次體重的人，而那一兩次都是不小心出國度假過得太開心、太放縱，體重才不小心上升，經過飲食和運動的控制後，體重自然回到原本的基礎值，那這本書恐怕就不太適合你，因為你的身體是健康平衡的！但若你是把減重當口頭禪，每天都在減重卻越減越胖；或是你從某一刻開始，明明飲食習慣完全沒有改變（甚至吃得更少了），但體重卻像滾雪球般越滾越大，幾乎已經快要不吃東西了，也每天努力到健身房報到，但體重數字仍不動如山的卡在那裡。如果是後面這兩種情況的人，那我會希望你好好的坐下來，打開這本書，看看書裡的內容是否就在講你的問題。

　　我常跟我的病人說「不要一直把肥胖視為敵人，因為它的出現是要提醒你，你身體的某處正在發生警訊！」讓

我們一起翻開這個篇章，正視這個問題吧！

打破對減重認識的僵局

你對減重的認知是什麼？能量守恆定律、運動燃燒脂肪（一般所謂的「少吃多動」）、消夜不進食、單一飲食減重法。**這些方式都可能對，也都可能不對！**

為什麼我會說出這麼矛盾的話？或許因為在看了這麼多不同的病人之後，我才逐漸理解人體是一個多麼複雜的系統，要真的克服身體上的贅肉，就必須把你對減重的了解放到最謙虛的位置，重新認識自己。

若要正視肥胖，就不能只在體重秤上看著上下移動的 1 公斤便開心雀躍或沮喪難過，我們應該更積極樂觀地告訴自己，身體用它自己的方式在表達它面對的潛在問題，所以**先別計較那 1、2 公斤的體重，而要先聆聽身體發出的聲音，當你聽到了、矯正了身體的問題，體重自然就會下降。**（你不要以為我在說的是一個神話，我手上有好幾個病人，都在講究完身體的潛在問題後，就輕鬆而自然的降了 8 到 10 公斤。）

對於減重的了解，要說到多年前第一次接減重門診時，那時候的我還是總醫師（總醫師的任務，就是要負責協助

醫院處理大大小小雜事、跟面對醫院指派的各種任務「使命必達！」）。當時醫院打算安排醫師來看健康體重控制門診，家醫科自然是最符合這樣期待的科部。坦白說，在這之前我曾經嘗試過一兩次減重，我的作法就是能量守恆、少吃多動，所以我並不認為減重有那麼的難，於是上頭長官交付我這項任務，我也就開心的接受了！

還記得最開始的時候，我研讀了非常多的營養相關書籍，尤其是對熱量算法的部分，我設計了一大堆的表格，要病人填寫他所吃的食物，以便我仔細的計算他的攝取熱量，然而治療效果卻把我的熱情給澆熄了。

我的第一位病人，是一個體重 120 公斤的男子，120 公斤的體重若以熱量守恆定律來換算，我有把握讓他吃進飽足的熱量也照樣能瘦下來。這個病人專心的跟了我一年多的時間，體重總共只瘦了 2 公斤！他非常的信任我，但我總覺得沒有辦法對他的體重交代。那是我第一次體驗到，原來減重絕對不是只有熱量控制那麼簡單！

後來離開醫院之後，我沒再特別去開減重門診，只是執行一般的家醫科業務。在機緣巧合下，我的門診病人出現了一些有減重需求的患者，這讓我逐漸發現，當我「同步」在矯正他身體的疾病時，減重似乎變得容易了。我重新燃

其實你胖得很冤枉

起對於減重治療的熱情！

　　我找了各種飲食方式：地中海飲食、阿金飲食、生酮飲食、得舒飲食，加上「特殊型肥胖」的特別對應策略（後面會詳細說明，我所稱之的「特殊性肥胖體質」），再整合矯正身體潛在疾病。

　　這些減重的病人後來都漸漸變成我的朋友，他們給我的回饋是，過去認為減重總是會減得面黃肌瘦，但在我的治療下，他們越減健康狀況越好、精神狀況也越來越佳！當我聽到他們的回饋時，我清楚地明瞭自己找對方向了！這就是我要給病人的治療法！

　　由於我看診時間有限、能看的病人數量也有限（看過我的診的人都知道，我看病人的速度很慢，一個病人花費的時間較久），但我又極度渴望將這樣完整的減重方式傳遞給眾人，於是我沉思許久，腦中重新排列組合整個治療順序，將淺顯易懂、容易執行的策略方法，記錄在本書中。

　　翻開這本書的你，之所以想閱讀相關書籍，想必也是對自己的體重持續控制不下來感到疑惑。如果上述說的恰好是你的狀況，請不要懷疑，有耐心地把它看完，相信你一定會有所收穫！

目錄 CONTENS

PART 3 肥胖是一道數學題：
　　　　扣除身體的毒物負擔總和

目錄 CONTENS

目錄 CONTENS

PART 1

身體比你想的更複雜

為什麼辦公室坐在你附近那位每天中午都要叫兩個便當的纖細女孩,她永遠吃得比你多,卻不發胖?而你,對卡路里錙銖必較、一天到晚跑健身房,只要多吃一餐速食就破功?!這個章節就要帶你一起來了解,造成肥胖的多種潛在原因。

體重基礎值的迷思

　　國民健康署建議成人身體質量指數（Body Mass Index, BMI）應維持在 18.5（kg/m^2）及 24（kg/m^2）之間，當 BMI 值大於 24、甚至大於 27，我們就稱之為「肥胖」。所謂的 BMI 值，是使用身高跟體重去做的數學演算結果。另一個決定肥胖的因子叫做腰圍，代謝症候群的診斷裡，其中之一就有提到，若男性的腰圍 ≧ 90cm（35 吋）、女性腰圍 ≧ 80cm（31 吋），也稱之為「肥胖」。

知・識・補・給・站

你的 BMI 值是否落在國健署建議的健康範圍呢？

BMI 值計算公式：BMI ＝體重（kg）÷ 身高平方（m^2）
不妨也算一算自己的 BMI 值是多少吧。

BMI ＜ 18.5 kg/m^2	體重過輕
18.5 ≦ BMI ＜ 24 kg/m^2	健康體重

其實你胖得很冤枉

$24 \text{ kg/m}^2 \leqq \text{BMI} < 27 \text{ kg/m}^2$　　　　　　　　　體重過重

$\text{BMI} \geqq 27 \text{ kg/m}^2$　　　　　　　　　　　　　　肥胖

以上 BMI 標準不適用於 18 歲以下者；BMI 亦不適用於孕婦

及哺乳婦、老年人、運動員。

　　當然還有其他的診斷標準，例如體脂肪、腰臀比。

　　但，你有注意到問題了嗎？

　　我們所有定義肥胖相關的指數，都是利用**體重、身體尺寸、脂肪含量**來定義肥胖這個問題，由於這些是肥胖的指標性數值，於是一般的民眾在「治療」自己的減重問題時，當然也就傾向引導自己去調整自己的體重、身體尺寸、脂肪含量。於是商人們開發出了很多的減重方式，像是抽脂、燃脂產品、塑身霜、卡路里控制料理包等。這些解決方案都導向「剷除脂肪」這個明確的目標，那倘若脂肪一旦「被剷除了」，肥胖這個問題就能獲得解決，那為什麼前仆後繼去抽脂醫美中心抽脂的女孩們，卻仍然一而再再而三地去醫美中心報到？塑身霜、燃脂儀器在減肥市場上也永遠沒有退燒的一天？

這些現象可能代表著一個問題：**體重跟脂肪的上升是一種「現象」**，而我把這種現象稱為每個人的「**體重基礎閾值**」。（接下來的這一段你可能很難理解，但請試著去理解它，這將有助於你未來的體重控制。）

全身負擔總和（Total body burden）

我先舉一個比較常在門診中解釋給過敏患者聽的例子，過敏是現在很常見的問題，但許多嚴重過敏者所經歷的，是越來越惡劣的過敏狀況（白天更嚴重的噴嚏、結膜發炎、晚上讓自己常常睡不好的鼻塞）、跟越來越易誘發過敏的因子。

一位 23 歲的年輕上班族，他是個嚴重的過敏兒，在門診過程中，右手一直不自覺的抓癢脖子、手肘凹陷處，眼袋處發黑的黑眼圈、不時吸鼻子的聲音，都讓我感受到過敏對他造成的困擾。他跟我抱怨最近幾年的天氣真的變得越來越糟了，他以前只有在冬天的時候才會發作過敏症狀，現在幾乎一年四季都會發作，早上起床時尤其嚴重，特別是工作壓力大時，過敏的症狀更是惡劣到令他不堪其擾、難以忍受。

其實你胖得很冤枉

認識體重基礎閾值

於是我跟他解釋了這個「體重基礎閾值」的概念。簡單來說，我們每個人的身體都被設定超過一個程度，身體本身調適不好就會出現症狀，例如一個完全沒有過敏症狀的人，他可能會因為吃了一大份會讓他過敏的龍蝦全餐，吃完飯之後的 4 小時開始產生眼睛水腫、呼吸困難等嚴重的過敏症狀；但如果，他只是吃了龍蝦全餐中一小小塊的肉，或許會有一點點的流鼻涕，甚至可能完全沒有症狀，因為他吃下肚的急性過敏原食物，並沒有超過誘發身體過敏的閾值。

換言之，若要減輕過敏的症狀、或者不要再因為一場天氣變化、一個禮拜忘了清理床單上的塵蟎，就必須清除誘發過敏的其他潛在因子（見下頁圖），也稱為墊在「閾值下的腳踏墊」。

當過敏症狀變嚴重，大家多半會汲汲營營的去清除所有可以見到的急性過敏原（急性過敏食物、PM2.5、塵蟎等），卻忘了清除誘發過敏的高度壓力、營養缺乏、跟比較無法從日常中判斷出來的潛在慢性過敏食物刺激，而那些東西就如同墊在你過敏閾值下的腳踏墊，由於越墊越多、

於是身體只要一碰到輕微的急性過敏原、PM2.5、塵蟎，一下子你就越過自己的過敏症狀閾值了。

了解體內的肥胖拼圖，
探索哪些是你的肥胖元凶？

體內的肥胖拼圖

這是我常在門診與病人共同拼湊專屬他們的肥胖拼圖，從基因到荷爾蒙、飲食、胰島素阻抗、壓力等，都可能是造成你肥胖，卻一直被你忽略的環節。如同我前述所說，肥胖往往是多元潛在因子集合而成，表現在身體上的一種徵狀。當造成你肥胖的拼圖拼得越完整，可能潛在在你身體的體重基礎閾值也就被設定得更高。

　　　　　　　　　其實你胖得很冤枉

那位嚴重過敏的 23 歲男子，最後我們一致認為他的過敏與他長久的慢性高度壓力有不可分割的關係。經過一段時間的共同努力，他的壓力源有得到絕大部分的釋放，過敏症狀也就逐漸下降了。儘管偶爾我們還是見面；因為在天氣變化時，他的過敏症狀時不時會來報到，但症狀跟誘發的因子不再那麼脆弱敏感，這樣的生活品質，他給了自己 100 分的滿意度。

覺得喝水也會胖？可能是「體重基礎閾值」被墊高了

講回來肥胖這個議題，不知道你有沒有懷疑過，為什麼辦公室坐在你附近那位每天中午都要叫兩個便當的纖細女孩，她永遠吃得比你多，但總是不發胖？

而你，對卡路里錙銖必較，明明一天到晚都在跑健身房，但只要多吃一餐速食就破功！

如果我說的有那種現象的人就是你，或許熱量控制和運動健身都是對你有助益的，但這可能不是你肥胖的全貌，因為你的「體重基礎閾值」已經被墊高，也就是說你比一般人更容易產生肥胖問題！

提出這個「體重基礎閾值」理論，並不是要讓讀者感

到絕望，因為儘管你的體重基礎閾值比一般人來得更高；但好消息是，這一題並非無解：墊高你體重閾值的腳踏墊，只有少部分因素是你天生從父母親那裡傳承的，但大多數都是可以解的。

　　請注意！其中的任何一個環節，都有可能是造成你體重閾值被墊高的因果，如果可能，就一併處理它吧！否則，你極有可能像我說的那位過敏兒，任何風吹草動（甚至只是一塊麵包）都可能讓你的減重計畫破功！

知・識・補・給・站

代謝症候群診斷標準

① 腹部肥胖：男性的腰圍 ≧ 90cm（35 吋）、女性腰圍 ≧ 80cm（31 吋）

② 血壓偏高：收縮壓 ≧ 130mmHg 或舒張壓 ≧ 85mmHg，或是服用醫師處方高血壓治療藥物

③ 空腹血糖偏高：空腹血糖值 ≧ 100mg/dl，或是服用醫師處方治療糖尿病藥物

④ 空腹三酸甘油酯偏高： ≧ 150mg/dl，或是服用醫師處方降

其實你胖得很冤枉

三酸甘油酯藥物

⑤ 高密度脂蛋白膽固醇偏低：男性 < 40mg/dl、女性 < 50mg/dl

　　以上五項組成因子，只要符合三項（含）以上即可判定為代

　　謝症候群。

PART 2
能量守恆定律的迷思

這個章節會帶大家看一些較不為人知的肥
胖秘密，若你想徹底甩掉肥胖，請先拋下
先入為主的減重概念，讓我帶著你一起來
探索肥胖的全貌。

太過執著能量守恆定律，
小心會越減越辛苦

　　最初期，我減重門診裡的減重原則，就是採用「能量守恆原理」。能量守恆原理在減重領域上占著極為重要的地位，我非常認同它對減重的貢獻（若病人身體沒有太大的問題，我還是會用這個方法協助他們減重，因為確實有效果）。但是，這裡我為何會給能量守恆打上問號，是出於在我長久治療減重的患者中，我發現並非所有人都能套用此理論，尤其針對那些反覆減重卻越減越重的人、合併身體有其他困擾的人（如內分泌疾病、婦科疾病、失眠、三高等問題）。能量守恆定律往往給人一種既定印象：「你胖，就一定是你吃得多、動得少！」但我深入接觸那些努力減重卻持續瘦不下來的人，發現有些每天勤奮的跑健身房、有些每天認真的控制飲食，但是能量守恆定律法則卻永遠不站在他們那邊，讓他們越減越肥，對減重的自信心因而瓦解。若你是上述所說情況者，這個章節的內容再適合你不過了！我在後續的部分會詳細解釋，能量守恆定律在哪

　　　　　　　　　　　　　其實你胖得很冤枉

些狀態下並不成立！我會用一些研究、理論基礎，打破大家對**能量守恆定律**的既定認知（那**只適用於「健康人」**），若你本身已經有一些潛在問題讓你容易像滾雪球般越滾越胖，那就別再執著於能量守恆概念了！將準備減重的精力與時間投入解決身體的潛在問題，雖然調理身體看似沒有立即性的成效，但絕對有助於你的減重之路順利達標。

能量守恆的理論基礎

能量守恆是一個很重要的減重指標，多數健康人在這樣的調整下一樣可以達到相當的成果，因此，我覺得仍有必要跟大家解釋一下這個理論基礎。

核心觀念：1 公斤需要消耗多少卡路里？
答案是：消耗 7700 大卡＝ 1 公斤的體重

假設目標是減輕 1 公斤，那就要消耗掉 7700 大卡！換言之，每天如果能消耗 500 大卡左右，約兩週（15 天）就能減重 1 公斤。那該如何讓自己消耗多餘的卡路里呢？

有三種方式推薦給你：

① 減少飲食攝取

② 選擇好的飲食生熱效應（Thermic Effect of Food, TEF）食物

③ 增加運動消耗（體力活動能量消耗：Thermic Effect of Activity, TEA）」

　　那我應該選擇怎樣的熱量攝取、增加多少運動消耗，才能達標呢？「每日總熱量消耗（Total Daily Energy Expenditure, TDEE）」可以給你提供簡單的答案。

每日總消耗熱量（TDEE）＝
基礎代謝率（BMR）× 身體活動量指數

基礎代謝率

　　先分別說一下「基礎代謝率」跟「身體活動量指數」。「基礎代謝率」英文叫作 BMR（Basal Metabolic Rate），指的是人類在自然溫度環境中、身體在非劇烈活動的狀態下，維持生命所需消耗的最低能量（這些能量主要用於保持各器官的機能，如呼吸、心跳、腦及其他神經系統、腎臟排泄、

肝臟解毒、肌肉活動等）。我們計算這個數字，主要是依據**性別**、**體重**、**身高**及**年齡**算出的結果，算法請參考下方「知識補給站」。

知・識・補・給・站

算一下你的基礎代謝率是多少？

男性 BMR ＝

66 ＋（13.7 ✕體重 kg）＋（5 ✕身高 cm）－（6.8 ✕年齡）

女性 BMR ＝

655 ＋（19.6 ✕體重 kg）＋（11.8 ✕身高 cm）－（14.7 ✕年齡）

例如：一名 33 歲女性，身高 160 公分、體重 55 公斤

她的基礎代謝率為 655 ＋（19.6 ✕ 55kg）＋（11.8 ✕ 160cm）－（14.7 ✕ 33 年齡）＝ 1316 大卡

若是你真不想動手按計算機，也可以在網路上搜尋「**基礎代謝率計算**」或「**BMR 計算**」，會發現許多現成網站，你只要在上面輸入個人資訊，電腦就會自動算出你的 BMR 值了。

身體活動量指數

　　基礎代謝率指的是我們身體的最低消耗能量，但是我們每天都會走動或者做事情，有些人是做高度勞累的活動（例如：運動選手），而有些人則是坐在辦公室工作，兩者的身體活動量自然不一樣。

　　下表是一般人日常活動的身體活動量，各位可根據自己的情況和 BMR 來算出每日的總消耗熱量。

身體 活動量	活動量 的描述	身體活動量 指數	每日總消耗 熱量 (TDEE)
久坐	成天坐在辦公室，沒什麼在運動	1.2	BMR×1.2
輕量活動	每週輕鬆適度的運動3 到 5 次	1.375	BMR×1.375
中度活動量	每週都有中等強度的運動 3 到 5 次	1.55	BMR×1.55
高度活動量	幾乎每天都有高強度的運動	1.75	BMR×1.75
非常高度活動量	從事勞力性質的工作或者每天運動次數超過 1 次以上	1.9	BMR×1.9

依照能量守恆的原理，一旦我們算出基礎代謝率 × 身體活動量指數，然後**想辦法將一天的總攝取量減少上面數字的 500 大卡；或者，每天在跑步機上多跑能消耗 500 大卡的時間**。理論上，**只要花 15 天，體重計上的數字就會少 1 公斤。**但事實上是這樣子的嗎？

能量守恆減重，並非每次都有效

還記得我在最開始的章節，提到自身的減重歷程嗎？那是我大學二年級的經驗，剛從高中升大學的頭一年認識了許多新朋友，剛到一個陌生的城市，大家每次下課後總會互邀吃飯，幾乎三天兩頭都去吃吃到飽，我通常可以吃 4 片披薩、3 塊提拉米蘇、1 塊起司蛋糕（這些只是附餐，主餐是烤雞腿排全餐），因為我身高比較高的關係，視覺上看起來都算瘦瘦的，在那之前我還沒有過「減重」方面的困擾。記得當時宿舍的附近有一間速食餐廳，推出一種脆皮蛋塔，剛出爐的蛋塔，外表炸得金黃酥脆、一咬下去裡頭的鮮奶油餡料在嘴中化開，美妙的滋味足以讓我消夜吃掉一整盒。在這樣的超高熱量攝取下，果然半年後我整整胖了 13 公斤！透過一張跟同學們的合照，發現自己的臉十

分臃腫，腫到連眼睛都被擠得瞇成一條線，幾乎認不得那就是我，再加上所有的褲子上衣都快要穿不下了，外觀也一直被朋友們嘲笑，於是開啟了我第一次的減重旅程。

那時候我還只是個醫學系學生，雖然學校沒教，但我也明白簡單的數學道理（我說的是能量守恆定律的數學加減法），所以採取了「吃得少」（讓一天的平均卡路里攝取量，低於一天的消耗量），一天只吃兩餐（一餐是早午餐，一餐是晚餐），早午餐我會盡量讓自己吃得很飽，也不太計算熱量，晚餐則只吃一些燙青菜外加一塊豆乾。

我是一個很能夠持續只吃單一種食物的人，於是我用這樣的方式持續了將近六個月，在這期間我瘦了 18 公斤（比我減重之前更瘦）。

再過一段時間後，雖然慢慢地體重有回升，但也不至於到超標的體重，其實就是維持在過去平均體重。在進入醫院實習的那段日子，因為忙碌的關係，吃飯的時間比較少，於是我索性又開始第二度的減肥計畫。這一次的減肥計畫，來得比頭一次更加積極！我一樣讓自己一天只吃兩餐，只是我的早餐也十分嚴格的控制、晚餐一樣只吃蔬菜類，在這樣的嚴格控制下，本來預期體重會像上一回減重般滑溜

梯的滑下去，也確實有下降 2、3 公斤，但體重就停滯了。在那之後，我也有再嘗試過幾次的減重，每一次減重的飲食處方越來越嚴格，但效果卻越來越差。

從我自身的故事，可得到兩個結論：
① **減少熱量，確實可以造成減重的效果**
② 使用減少熱量方式的減重，**並非每次都有效果**

過去一直以來，我們都認為肥胖就是卡路里攝取跟消耗正負相差，久而久之累積造成的，但從我的自身體驗，跟許多病人的臨床經驗顯示，絕對沒有那麼簡單！下面我將用幾個例子來讓各位了解，若執著於能量守恆定律處理你的肥胖問題，那你將會感覺到無比的挫折，以為自己真的做錯了什麼！但你其實沒有做錯，只是你依賴著錯誤的簡單公式，相信肥胖只是一個簡單的數學題。

錯誤飲食迷思下的矛盾

前面提到「**能量守恆定律並非減重的全貌**」，過往的減重習慣，不外乎節食、運動、計算卡路里。若我說這些並不是減重的策略，總要提出證據跟理由！

是的，現在我要開始帶領你探索，過往那些被認知跟灌輸在我們腦袋裡頭永恆不變的真理，到底出了什麼錯？準備好顛覆你的觀念了嗎？

假說一：暴食，會造成肥胖？

在下午茶餐廳，很常聽到年輕美女的對話：「昨天跟朋友吃了麻辣火鍋，今天站上體重機就發現體重多了1公斤，太可怕了！我可能要三天不吃飯才有辦法瘦回去了。」

除了下午茶的情境題外，過年後大吃大喝胖了5公斤、出國旅遊度假吃太多太過放鬆胖了3公斤，這些都是常在我們生活周遭聽到的故事，我們都聽習慣了，但你有沒有曾經認真追蹤一次這個發胖朋友6個月後的體重呢？還是胖的嗎？還是體重早已回到原本的標準？

其實相信你仔細回想後會發現，多數跟你抱怨的朋友，在半年後的聚餐見面時早已回到原本的身材。其實我們腦袋中早就習慣了這樣的情境，但你卻忽略了一個重要的事實：如果我們暴食或攝取過多熱量會造成體重上升，那這些人 6 個月後有很高的機會依然是個胖子，或需要花很大的力氣才能將多餘的體重甩掉，然而若你細心注意、甚至問問他們，有幾個人是認真減重的？還是其實他們根本沒有花什麼力氣在減重上，但體重就自然而然地回復正常了。

確實，**攝取過多的熱量，會造成短暫性的體重上升！**但我要告訴你一件不可思議的事情：其實**我們先天具有保護機制，身體會偵測到過多的熱量，然後啟動對應策略去消耗卡路里**。早在 1999 年就有文獻期刊提出這個發現，而且還是發表在相當著名的《科學》（Science）期刊中。這個研究找了 16 位本身沒有肥胖問題的受試者，讓他們平均每天攝取多 1000 大卡的熱量，持續 8 週時間。

觀察發現，這些受試者增加了非運動燃燒脂肪的活動量（Non-Exercise Activity Thermogenesis, NEAT，即透過日常生活中的瑣事來燃燒脂肪，例如站立、走路或多動），而這樣的活動量增加讓身體的體脂肪不易儲存；因此儘管長達

8週攝取高熱量，也沒有刻意做燃燒卡路里的高強度運動，但肥胖問題並沒有發生在他們身上。[1]

其實我是要告訴你，「變胖」有一個需要確定的資訊：**「你是短期的體重上升？還是持續性的長期體重上升？」**你認為沒有差別？錯了，其實短期的體重上升跟長期的體重上升，在意義上相差極大。過去對暴食會產生體重上升的認知，其實並沒有出太大的錯誤，錯是錯在我們認為這樣的肥胖會「持續」。

短暫的暴食會產生短期肥胖，但將時間拉長到3個月或6個月，你會發現身體會用自己的方式，將這些多餘的熱量給代謝掉（但我剛剛說過，必須要在你是個健康人的前提下）！我再換個角度說好了，如果你是在短期吃進大量的食物而造成肥胖問題，那就不用擔心，你的體重會慢慢回到正常值。

但是，若你總覺得自己的體重持續在上升中，就千萬別再歸咎於攝取過多熱量上了！

許多人將肥胖的理由歸咎於飲食的卡路里，越發胖、吃越少，小心你的身體終究會進入一種惡性循環。吃得很少但仍然是胖子的你，不要再糾結於過去的卡路里概念了，

因為那根本不是你胖的原因！找到原因，你就可以遠離吃很少，卻仍然發胖的宿命。

假說二：健康飲食金字塔＝健康體態？
膽固醇是肥胖的元凶？

美 國 衛 生 研 究 院（National Institutes of Health, NIH）1980 年健康指引中提到：「請避開脂肪、飽和脂肪及膽固醇類食物，並且攝取足夠的碳水化合物及纖維……」，在健康飲食金字塔中，將食物分成幾種類型：五穀根莖類、水果、蔬菜、蛋奶油肉類、油脂類。金字塔的底層是碳水化合物為主的五穀根莖類（建議每天要大量攝取）、頂層則是油脂、精緻糖和添加糖（建議盡量少吃）。

我對於精緻糖類攝取量極小化並沒有太大意見，因為精緻澱粉確實是飲食中可怕的兇手，容易讓身體發炎，但是將五穀根莖類的比例放到最大、油脂的比例減到最少，你有沒有想過理由是什麼？研究統計的結果？實驗研究的發現？還是口耳相傳的健康建議，根深柢固深植我們心中，因此你從來沒有懷疑過？

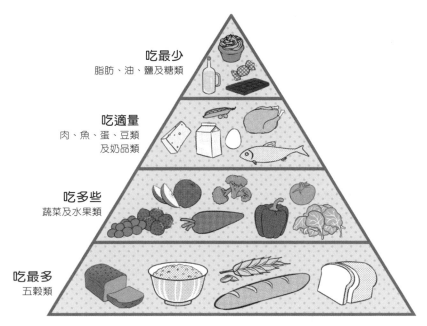

吃最少
脂肪、油、鹽及糖類

吃適量
肉、魚、蛋、豆類
及奶品類

吃多些
蔬菜及水果類

吃最多
五穀類

每天飲用 6~8 杯水或流質飲品

最早指出油脂可能導致健康問題的，是**美國生理學家安塞爾・凱斯（Ancel Keys），他假設「食用飽和脂肪會導致心血管或心臟病，應避免食用」**。1960 年代，《TIME》（Jan. 13, 1961 發行）雜誌還把他的照片當成封面，用警惕的字眼提醒大眾飽和脂肪有害健康，必須盡可能地減少食用！其實當時有兩大學派支持不同的理論，一派以安塞爾・凱斯為首，認為「飽和脂肪是極度罪惡」，另一派則支持

英國生理學家和營養學家約翰・於德金（John Yudkins），認為「醣類才是致命心臟病之源」。最終「膽固醇是罪惡的」這派勝出，相關的低脂營養政策也在美國農業部代為宣傳並執行。美國從 1970 年開始提出低脂營養策略後，肥胖人口在短短的 40 年，從 15% 上升到超過 40%；心臟病數量也從原本的 300 多萬人上升將近兩倍之多。

倘若膽固醇真的是肥胖跟心血管疾病的元凶，肥胖跟心血管疾病問題早該在徹底推行低脂營養的策略下就被消滅，怎麼反而肥胖與心血管疾病發生率逆勢成長，成為現在重要的流行疾病之一呢？在過程中有許多陰謀論（註：以下內容未經證實，只是在闡述不同方的言論，請勿直接引用），例如，言論①：認為當年安塞爾・凱斯針對膽固醇與心血管疾病關聯性的研究並不夠客觀，起初是想針對多個國家的飲食習慣與疾病關聯做出統整，但有些吃高脂肪、低糖，心臟病人口卻低的國家，因為數據不符合他的研究而被排除，只挑選對他的結果有利的國家才納入他的研究。言論②：當年美國的製糖業希望能淡化糖類和心臟病之間的聯繫，於是贊助一些研究學者導向對自己有利的證據。在錯誤的飲食策略下，才讓民眾持續的往肥胖、新陳代謝疾病、

心臟病等方向前進。

　　有人又問：「**多吃膽固醇少吃碳水化合物才是平衡身體之道**？」若你問我，對這個飲食建議的看法？我認為，最能看出改變飲食組成（在此指的是吃大量的膽固醇和少吃碳水化合物）能否真正減少肥胖率的發生，只有經過再次的歷史經歷，也就是說在政策改變下，民眾開始大量吃膽固醇類而少吃五穀根莖類食物，經過 10 到 20 年歲月後，根據研究統計的結果，才有辦法驗證或推翻過去的理論。但我猜測，或許結果並不如高度推崇膽固醇主義者那麼樂觀，只要吃大量的飽和脂肪，肥胖就會因而止步。相反的，肥胖仍可能發生，甚至發生率可能更高！

　　為什麼我會這麼認為？如同我一直反覆強調的，**肥胖本身就不是單純用飲食就能一概而論的結果**。隨著科技進步、方便性科技越來越多、工作跟生活節奏都在加快的年代，我們周遭的壓力跟毒害其實也逐步增加中，豐富營養的健康食物比不上快速準備的食物來得方便或吸引人。於是，肥胖這問題恐怕沒有辦法單純的用飲食組成這唯一的答案，就解開謎團，唯有自身更了解肥胖造成的因果，全面化的去更改習慣，你才有可能甩掉肥胖。

假說三：
1 塊蛋糕的熱量＝1 碗蔬果沙拉的熱量？

在門診中，我常聽病人分享過去的減重經歷。其中一個很常聽見的是「**總熱量計算法**」。這邊我直接用一位個案的錯誤經歷當教材，你不妨也看看，是否你也曾經遇到一樣的矛盾。

有一位 25 歲的年輕 OL，執行相當嚴格的飲食控制計畫，因為她本身就屬於較瘦小的身材，換算一天的基礎代謝率只能吃到 1200 大卡的熱量，為求保險起見，她只吃有標示卡路里總量的食物，例如：便利超商的御飯糰、連鎖麵包店推出的麵包。實際上只要不小心多吃一點東西，就很容易攝取超出 1200 大卡熱量。

日子久了，問題也就浮現了！首先她面臨了第一個問題，「嘴饞」。其實說真的，1200 大卡能吃的量並不多，在飲食控制的最初期，她盡可能將三餐平均分配，但日子長了只吃正餐而不能吃點心的日子讓她十分痛苦，於是她想到了一個折衷辦法，就是將其中一餐用點心、蛋糕替代。她會願意為了讓下

午茶能吃到一塊蛋糕，中午忍住飢餓不吃東西，只為了下午時放心品嚐那塊美味無比的蛋糕。仔細詢問之下，才知道她是一個超級澱粉控，舉凡蛋糕、餅乾這些精緻澱粉食品是她的最愛，於是她變本加厲，乾脆不吃正餐了！到了飲食控制的最後時期，基本上她一天吃的所有食物就是兩塊蛋糕（一塊起司蛋糕、一塊提拉米蘇），依照她的熱量算法，這兩塊蛋糕足以讓她一天總卡路里量爆表，看著她提到蛋糕時，臉上滿足的微笑，我很肯定她根本離不開這些食物的誘惑。

第二個問題，原先就有的「偏頭痛變本加厲」。她過去就一直有偏頭痛的問題，尤其是月經來的前幾天，以前可以靠止痛藥或是熱敷度過，但到了她減重的最後時期，經前症候群的頭痛幾乎讓她難以忍受，甚至必須向公司請假，在家躺個三四天。

第三個問題也是令她崩潰的主因，儘管她如此嚴格地控制飲食，「竟然越來越胖」。嚴格說來她並不是真正 BMI 過高的肥胖病患，因此她抱怨的肥胖問題並不如旁人認為的嚴重，但身為一個年輕貌美、對自己的身材高度要求的女性，在十分努力控制的狀態下，卻得到了相反的結果，確實令人感到萬分沮喪。

我先針對上述個案的飲食做調整，調整的原理核心是先安撫她飢餓已久的口腹之欲，我給她簡單的飲食任務（飲食項目在這裡先賣個關子），她急急忙忙的拿出筆記本，想要記錄該吃多少的量？最多能吃幾克？我給她的答案是**「吃越多越好！絕對不要算克數」**。因為這些神奇食物可以吃飽飽，一點都不會發胖，她聲音微微顫抖、用不可思議的眼神看著我。我對她肯定的點點頭，要她相信我的決策。第二件事則是在她的營養處方中添加礦物質鎂，因為大量的精緻澱粉、壓力，還有過少攝取蔬菜都會讓身體消耗大量鎂離子，而鎂離子缺乏，正是許多人造成經前症候群偏頭痛的原因之一。

　　一個月後回診時，她膽戰心驚的站上體重計，震耳欲聾的尖叫聲從她嘴中傳來：「天啊！怎麼可能，竟然還瘦了1公斤！」她無比驚訝：「吃得多竟然還可以瘦，天下哪有這麼好的事！」驚喜還不只這樣，在治療後的兩三個月裡，經前症候群的偏頭痛明顯得到改善，她再也不用因為那惱人的偏頭痛向公司請假了。再接下來調整的一段時間裡，她陸續瘦了7公斤，並且利用我給她的飲食法則，維持體重將近兩年半的時間。

「1 卡路里 ≠ 1 卡路里」

　　我所推薦她的飲食法則，將在後面的章節跟大家分享，這邊先起個頭破除一般人常見的迷思：「1 卡路里 ≠ 1 卡路里」，乍聽之下，你一定覺得這邏輯很有問題，1 卡路里不是等於 1 卡路里，難道等於 3 卡路里嗎？是的！不同的食物所代表的熱量意義截然不同。卡路里是一種計算熱量的簡化方式，其實是有定義的，『**1 卡路里是指，將 1 克的水上升 1℃所需要的熱量。**』我們計算卡路里有 3 個來源：碳水化合物（Carbohydrates）、蛋白質（Protein）、脂肪（Fat）。碳水化合物 1 克等於 4 大卡、蛋白質 1 克等於 4 大卡、脂肪 1 克等於 9 大卡。我們透過這樣的方式去將每一種不同的食物換算其碳水化合物、蛋白質、脂肪的總量，然後得到某某食物 100 克＝幾卡路里這樣的結論。然而在計算卡路里時，我們忽略了幾個重要的資訊。

A. 食物熱效應：有些食物不只沒有熱量，還可能抵消熱量！

　　什麼叫作食物熱效應（Thermogenesis Effect of Food, TEF）？**食物熱效應指的是人體在攝取食物後，經過了消**

　　　　　　　　　　　　　　其實你胖得很冤枉

化、吸收、合成身體成分等過程，消耗了身體的熱量，這些就是屬於食物熱效應。換言之，若你善用這樣的觀念，某些食物它本身的卡路里減掉它所產生的食物熱效應，實際上在身體停留的卡路里也就變得相當低，當然你就可以盡情地吃進大量的食物，但並不會造成身體負擔。

然而有些不同身體狀況，每個人所產生的食物熱效應效果也不盡相同，下面舉出幾種會影響食物熱效應的因子，供各位參考。

影響食物熱效應的因子[2]

① **年齡**：食物熱效應隨著年齡上升而降低（這也是為什麼有些人在中年後吃進一樣的食物卻發胖的原因之一）。

② **體能狀況**：若身體原本的體能活動量較高的人，研究中發現他說產生的食物熱效應比體能較低者高上許多（而且令人振奮的是，這種現象無論在年輕人和年長者中都有發現）。換言之，將身體狀態調整成運動量較高、活動體能較高，都是對減重有利的身體條件。

③ **食物本身的組成比例**：我拿上面計算卡路里的碳水化合物、蛋白質、脂肪，這三種主要成分來講，蛋白質＞碳

水化合物＞脂肪；另外在油脂方面，多元不飽和脂肪＞單元不飽和＞飽和脂肪；非精緻飲食＞精緻食物。一旦利用以上幾個前提去挑選對的食物，你就可以吃得飽，但實際存進體內卡路里少的食物。總結三大目標食物是在飲食控制的人可以選擇的：**蛋白質類、多元不飽和脂肪酸類、原型食物。**

④ **吃飯時間**：是的，你沒有看錯，不同的吃飯時間其實會影響我們的食物熱效應，我相信許多人都有經驗「一段時間習慣吃消夜，然後就發胖了」，其實某種程度上，這樣的說法並沒有錯。研究發現，吃進體內的食物若越早、身體越能夠產生較高的食物熱效應（**食物熱效應：早餐＞中餐＞晚餐**），更進一步的發現，固定時間吃飯，食物熱效應產生的效率也較高。（相信這時候的你，已經聯想到了某個你的朋友，他可能每天生活作息正常，固定時間吃飯並且從不吃消夜，他的身材保持得十分苗條，苗條到讓你羨慕。現在，你已經知道他的秘訣，重點在你要不要執行。）

⑤ **這口飯在你嘴中停留的時間有多久**：是的，我們常常宣導的「細嚼慢嚥」，這樣的概念在腸胃道的保養中占重

　　　　　　　　　其實你胖得很冤枉

要角色，但你可能現在才知道，細嚼慢嚥原來也對控制體重有幫助。我建議每口吃進去的食物，**目標咀嚼** 30 下，一方面讓身體分泌完整的酵素來分解食物，可降低腸道負擔；另一方面，也可讓食物本身的食物熱效應上升，一舉數得！

B. 豐富營養素食物 V.S 單一熱量食物：均衡的終極意義

我在門診中，常會給病人一些營養素處方（其中包括食物處方及營養補充劑處方），尤其是那些極度肥胖的病人。我會給病人安排營養素相關檢測（包括抗氧化維生素 A、C、D、E；礦物質鎂、鋅、鉻、硒；還有 Omega3 跟 6 的比例），在臨床中發現，**肥胖者普遍的抗氧化維生素濃度偏低**（這樣的現象，我與幾位同樣從事功能性醫學的醫師交流，也發現同樣的情形）。另外有研究證據中顯示，維生素 B_1、維生素 D、生物素（又稱為維生素 B_7）、維生素 C、礦物質鉻、礦物質鎂，都可能為肥胖和胰島素阻抗患者帶來健康上的好處。[3]

綜合食物熱效應定律及臨床發現，倘若你吃進去的食物是一塊精緻的餅乾，或是一個充斥著各種顏色的蔬菜水

果拼盤，實際在你體內產生的影響有截然不同的結果。若你還在利用總卡路里原理減重，容我再提醒一次！「**一塊蛋糕的熱量並不等於一碗蔬果沙拉的熱量！**」善用上述原則，你根本不需要挨餓，可以吃進大量的食物，但一樣擁有苗條美麗的好身材。

資料來源：

1　Role of nonexercise activity thermogenesis in resistance to fat gain in humans.Science 1999 Jan 8;283(5399):212-4. doi: 10.1126/science.283.5399.212.

2　The Thermic Effect of Food: A Review.Journal of the American College of Nutrition,DOI: 10.1080/07315724.2018.1552544

3　The Malnutrition of Obesity: Micronutrient Deficiencies That Promote Diabetes.ISRN Endocrinol. 2012; 2012: 103472.

運動減重的真相

　　當你打算開始展開減重計畫，不論那是場徹底瘦身的蛻變計畫，或只想減輕 1 到 2 公斤的小瘦身，在你腦中跑出來「能夠幫助減重」的項目不外乎是「飲食」或「運動」。這幾年的健身風氣盛行，男孩子要健壯的體魄和 6 塊肌；女孩子要馬甲線，讓「做運動」成為現在的時尚新潮流、一種國民運動，儘管一般人就算沒有減重需求，也會開始考慮做一些運動來維持體態。

　　運動，一直是功能醫學領域醫師與醫療專家推薦的好夥伴，尤其是長期而規律的運動、符合你身體狀況的運動量、能揮灑汗水的運動，這些運動除了能讓我們心肺功能及健康獲得幫助外，長久且規則的運動習慣，能讓大腦分泌腦內啡（Endorphin），這是一種由腦下垂體分泌的激素，它能與嗎啡受體結合，產生鎮靜、止痛、快感，並且能降低焦慮和減少負面情緒，而這也是為什麼我們常說運動可以舒壓的原因之一。

其實就連運動時排除的「汗水」也對身體有益！汗水絕大部分由水組成，但汗水成分裡還含有氯化鈉、鉀、鈣、尿素、乳酸及胺基酸等物質。這幾年的研究發現，汗液中所含的蛋白質甚至具有去除老舊角質細胞和抗菌的功能，或許這也是為什麼你常會聽到一些長期運動的人分享，運動完後感覺皮膚容光煥發。甚至有研究發現，若大量的運動（例如跑馬拉松），其中汗水裡還被發現含鎘、鉛、銅、鎳等重金屬成分，換言之，若長期有大量運動習慣的人，光「流汗」就能排除身體內累積的一部分毒素。

運動對身體的好處一下子說不完。相信你也很期待我接下來要告訴你，做什麼樣的運動對減重效果好？哪種類型的運動可以瘦腰？哪種類型的運動可以消脂？但是，接著下去我要講的內容，恐怕令人有那麼一點沮喪。**運動確實對身體有許多的好處，但若你想靠運動來減重，恐怕不是個好主意！**

純靠運動，對減重並沒有太大效果

許多跟減重有關的文獻，有針對運動的類型、時間、項目等，做過深入的研究，包括運動後要吃什麼比較容易

燃脂增肌、運動類型的選擇。但我要先跟你說一個大方向：
「單純靠運動，對減重並沒有太大效果！」

「這絕對不可能！我是靠運動才瘦身成功的啊！」我猜你心中也有同樣的疑惑，減重與運動的關聯早已深植人心，甚至我自己也會在減重時期安排運動作為輔助，減重時期的運動並非不可行，而是要做對方法。這邊我們直接用文獻研究來呈現事實，帶你一同探索運動減重的真相。

一篇發表於著名的《新英格蘭醫學》（NEJM）期刊中的文獻，針對減重常見的飲食控制或運動減重哪項比較優質做了分析，分析了 100 多位中高齡（大於 65 歲）、肥胖身材的人，分別給予他們 4 種不同排列組合的減重計畫：

① 什麼事都不做組（也就是一般研究實驗中常會出現的控制組）

② 單純飲食控制（減少卡路里）

③ 單純運動控制（每週運動 3 次）

④ 飲食＋運動

這個研究的目的，最主要是探討單用運動、單用飲食、合併運動跟飲食，3 種一般人常見的減重組合，到底哪一個

對減重的效果最好？研究經過一年多的時間，發現一個驚人的差異，「單純飲食控制」「飲食＋運動」這兩組平均可以減重 6 ～ 7 公斤，尤其以「單純飲食控制」這組減輕的體重最多（你沒有看錯，減輕體重最多的並非「飲食＋運動」這一組，而是單靠飲食控制的那組，平均體重下降效果最為明顯）。而受到關注的「單純運動控制」那組，運動體能上雖然有獲得提升，但說到減重的療效，卻遠低於有飲食同步控制的那幾組。[1]

接著來聊一個全國化現象，某年針對 8 個國家研究探討分析運動量與肥胖間的關聯性，各國的平均運動天數為 112 天，其中又以美國平均運動量每年約 130 天最高、荷蘭運動量 90 天其次，另外像英國和義大利運動天數則較低；當用上頭的數據去與這些國家肥胖盛行率比對時，竟然發現運動量最高的美國卻是肥胖盛行率最高的國家。

上面的現象並不是要告訴你，運動是一件不重要的事，而是傳達一個訊息：「若想單獨靠運動來達到減重的效果，那恐怕會讓你失望。」**運動對健康有益，但是目前在許多研究上卻無法直接證明它與減重之間的關聯性。**美國運動醫學會（American College of Sports Medicine, ACSM）和美國

其實你胖得很冤枉

心臟協會（American Heart Association's, AHA）於 2007 年指南中提到以下幾段話：

"It is reasonable to **assume** that persons with relatively high daily energy expenditures would be **less likely** to gain weight over time, compared with those who have low energy expenditures,"

我們可以合理的**假設**，與都不運動的人相比，每天頻繁運動的人**越不容易**產生體重上升的問題。

"So far, data to support this **hypothesis** are not particularly compelling."

然而**這個假說並沒有得到實驗證據**的支持。

write the authors William Haskell of the American College of Sports Medicine (ACSM) and the American Heart Association's (AHA) 2007 guidelines.

甚至負責撰寫的美國史丹佛大學教授威廉 ‧ 哈斯克爾（William Haskell）美國衛生及公共服務部（HHS），美國

運動醫學會和美國心臟協會（AHA）指南，也在 2007 年指南中補充道：

"Increasing physical activity—if people control caloric intake—will lead to weight loss,"
若你同時做運動和飲食控制，比較容易減重成功。

不論從研究結果、觀察報告、專家學者的建議，我們可以歸出一個結論：「運動對健康有益，單純靠運動想要達到減重瘦身的目的，並不是你選項裡最好的方法！」雖然說運動並非減重的最好方法，但確實可以讓肥胖者瘦身成功後，不論是體態、健康狀況都能處在較佳的情況。

另一篇發表於 2017 年《新英格蘭醫學》期刊的文獻，基於老年肥胖會導致身體健康問題，因此建議減輕一些體重來維持健康的身體狀況，然而快速減重可能會加速身體的衰老（例如肌肉的流失、骨質的減少）。這篇研究就是在探討減重過程中搭配什麼樣的運動方式，能讓減重的體態維持得最為理想。他找來 160 位正在做減重控制的肥胖老人，搭配「有氧運動」「抗阻運動」「有氧運動＋抗阻運動」，

其實你胖得很冤枉

並在 6 個月後追蹤他們的身體成分、骨密度及身體功能的變化。結果顯示，**減重同時加上有氧運動並且聯合抗阻運動者，對於肥胖老年人的功能狀況改善最為有效。**[2]

什麼是有氧運動 （Aerobic exercise）	有氧運動，顧名思義就是在運動過程中需要依靠氧氣代謝來燃燒脂肪、消耗熱量的運動。 例如：有氧舞蹈、慢跑、游泳等，都屬於此種運動。
什麼是抗阻運動 （Resistance Training）	廣義來講，以任何形式對抗阻力的運動都可稱之為抗阻力訓練。 例如：舉啞鈴、槓鈴和壺鈴……等舉重器，都屬於此種運動。

總結：

　　飲食與運動皆是減重的人心中的首選，然而**若要選擇使用運動方式來減重，研究顯示必須搭配一定程度的飲食控制，否則減重效果有限。**若你想要快速減重，又擔心減重後的身體功能狀況不如從前，則**建議**在減重過程中可**搭配有氧運動和抗阻運動**並行。

資料來源：

1　Weight Loss, Exercise, or Both and Physical Function in Obese Older Adults. N Engl J Med 2011; 364:1218-1229

2　Aerobic or Resistance Exercise, or Both, in Dieting Obese Older Adults.N Engl J Med 2017; 376:1943-1955

PART 3
肥胖是一道數學題：
扣除身體的毒物負擔總和

肥胖並非由「單一原因」構成，而是一種因複雜的多種原因導致的體重上升現象。換言之，肥胖本身是一種「疾病」，一種暗示著你的身體背後可能潛藏問題的「現象」。如果你是因為逢年過節聚餐、旅行一時放縱口欲而體重上升，就不需要太擔心。如果不是這樣，而且試過各種減肥法都無效，那你真的有必要好好看完這個篇章。

肥胖是身體失衡的警訊

「我已經很努力了！」

一位 40 出頭的女性走進我的診間，還沒坐下就急著發難。她衣服打扮相當講究，手上提的是愛馬仕高檔手提包，雖然只是來看診，但仍然將頭髮吹得十分整齊得宜，一看就知道是個對生活品味極度自律的女性。由於每位尋求功能醫學協助的個案，求診原因變化萬千（從失眠、減重、到過敏、腸漏、自體免疫疾病都有可能），我通常習慣在門診之前，先請護理師稍加詢問個案最想治療的問題是什麼。她很簡潔的回答：「越來越胖。」

我抬起頭看著這位舉止得宜的女性，稍微聊了一下天；她說自從嫁入夫家（我猜她的結婚對象是有錢世家），就辭去了空服員的工作，專心協助夫家的事業。「所以你幫他管公司？」我問，「不是的！是交際人脈。」她笑著回答。仔細詢問才知，原來她與一群公司老闆的老婆組成一個交際圈，每日的工作安排就是鑑賞圖畫、準備精美下午茶，跟這群美魔女一起喝茶聊天，過程中交換商業資源以協助老公

　　　　　　　　　　　　　其實你胖得很冤枉

的事業順利（沒錯！就跟你在電視上看到的劇情有點像）。我問診時都很留意病人傳遞的一些微小訊息，魔鬼藏在細節裡，很多關鍵資訊往往藏在一些看起來最無所謂的內容裡。由於她曾經是空服員，我再度針對這個職業確認了一下：「妳以前是空服員，那時體重大約多少？」20 幾歲，她當空服員時，體重只有 47 公斤，就身高 163 公分來說，已經是相當苗條了。她自己對於過去體重管理的理解是：由於她腸道吸收很差，很常上廁所，所以吃不胖吧！然而我手上拿著對比將近 10 年後的現在（個案走進門診前測量的體重）75 公斤，體重幾乎增加了一倍。

　　這位女性在這 10 年來彷彿經歷了什麼風雨，前後宛若兩個人。她回想自己剛踏進貴婦時尚圈時，懵懵懂懂的完全不知，即使只是一場小小的下午茶聚餐，凡是各種與「美」有關的細節都不能出點差錯，經過幾次教訓後，只要輪到她主辦聚會活動就感到異常的焦慮。「我知道我的焦慮惡化了。」她愁著臉說道。她原本就容易拉肚子，很清楚自己的壓力狀態與拉肚子頻率成正比，越是緊張，就越是拉得嚴重。由於吃一點東西就拉，所以她很習慣在口袋裡、愛馬仕的包包裡，放幾塊可麗露、瑪德蓮、馬卡龍（聽到這裡，

你可能跟我一樣驚訝，這些全都是法式甜點名啊），肚子餓的時候就吃一小塊。這樣看來並沒有什麼問題，但體重卻是逐漸攀升。或許是這種社交圈潛在的隱性競爭壓力吧！她接著陸續出現幾次嚴重的全身蕁麻疹、嚴重無比的過敏性鼻炎，甚至有過需要使用類固醇才能緩解症狀的情形。

在經過不短時間的折騰後，她從 10 多年前的某一天開始（她已記不清時間），體重以每年 1 到 2 公斤的速度上升，直至今日，與過去相比足足胖了 28 公斤！她嘗試過各種減重方式，吃的東西也相當節制。「醫師妳放心，我都有在算熱量！」她對很會計算卡路里這件事相當有自信。一問之下，每週游泳 2 個小時、3 堂 1.5 小時的瑜伽課、1 到 2 堂的有氧運動或重訓課程交替。她的飲食熱量、運動，基本上早就遠高於傳統上對於減重的要求，若仔細算她每天吃進肚的卡路里，可知她幾乎是用假設自己是 47 公斤時的基礎代謝率在計算。她去抽過脂肪、吃過中藥、找過私人教練、一對一營養師，但是都無法找出她發胖的合理原因。

她是屬於混合型肥胖：有容易滾雪球肥胖的胰島素阻抗、內分泌明顯失衡的皮質醇過高、甲狀腺低下，還有嚴重的腸漏症，跟多種營養缺乏。好在她有無比的耐心調整

其實你胖得很冤枉

體重，前後共瘦了 22 公斤，我告訴她不需要再瘦了，而她也對終於看到 5 字頭的體重感到相當滿意。

身體毒素的負擔總和，決定你的體重基礎閾值

先來談談「體重基礎閾值」及「全身負擔總和（Toxic body burden）」。

前面章節，我們已經探討過比較常見的減重觀念「飲食與運動」，並且得到了一些結論：突發性的暴飲暴食或許會造成短期間體重上升，但是這樣的現象並不會持久；運動可以讓身體健康，但與減重間的關聯似乎不太強烈；而人們最常依賴的卡路里限制法，對於大多數的人來說確有減重上的效用，但是並無法用在每個人身上，而且卡路里限制法最怕嚴格的忌口，停止減重後出現反彈現象。

減重產品琳瑯滿目，從營養保健食品、中醫埋針、西醫縮胃手術、醫美塑身療程……有各式各樣的選擇，減重市場潛在著無限的商機。然而矛盾的是，儘管人們急迫地追求體態和健康的改善，全世界的肥胖人口卻仍然持續飆升，肥胖現象承擔了令人難以想像的龐大醫療支出（若進展到糖尿病，那就需要一輩子服藥，甚至可能衍生出洗腎等終

生問題）。就現今的醫療水準來論，照理我們早應該找到了一個完美的方法來對付它，事實卻是沒有一個「正確的版本」能一言以蔽之所有的肥胖問題。在這本書的最開始，我提出了「**體重基礎閾值**」的概念，這是我自己設計的名詞，目的是在讓個案可以理解，自己體重快速上升可能與身體背景的問題有關。

在我長期接觸減重個案以來，我越來越發現，減重（尤其針對困難減重的病人）並非由「單一原因」構成，而是一種由複雜的多種原因建構出體重上升的現象。換言之，**肥胖本身是一種「疾病」，卻也是一種「現象」**，暗示著你的身體背後可能潛藏問題。在正統的功能醫學領域中，就有一個名詞用來解釋這種身體對於過多毒素累積的表現：「全身負擔總和」，這個概念主要用在說明功能醫學中探索身體累積毒素的嚴重程度。基本上我們的身體有一定的能力，可以排除一定量的毒物。由於本書目的不在探討毒物的接納與排除功能，因此書中並不做詳細說明。

這個概念可以運用在許多種特別的疾病上，例如我們在肥胖者身上尋找可能造成身體肥胖現象的潛在「毒素」。如果把每個人想像成一個固定尺寸的水杯，當我們承受了

其實你胖得很冤枉

一些毒素負擔（如：長久的飲食組成不健康、巨大的壓力、過敏體質、睡不好……），就會像是在這個空杯子裡倒水般，當不斷地倒入水，最後倒進去的水就會溢出杯子外，而這最後倒入的水，就成了「壓垮駱駝的最後一根稻草」。

在臨床上常發現一個特別的現象，許多人一直糾結於，為何最後一根稻草會造成身體巨大的變化？我舉個例子來說好了：有位嚴重過敏的病人，他發現自己只要一吃到外食，就會全身起癢疹，於是他開始避免外食，過了半年之後，他連牛肉也不能吃了，又再過了三個月，當身體經歷一次的失眠、工作壓力突然變大、跟人吵了一架，他的過敏癢疹就會發作，而且症狀越來越嚴重，到後來一發不可收拾，就算吃類固醇、打抗組織胺都不見好轉，最後才找到我的門診。

他沮喪的回想自己的情況，覺得自己該避開的、該調整的，不都已經做了嗎？為什麼身體會變得如此敏感？其實他的外食、失眠、工作壓力大、吵架的情緒變化都只能視為「最後一根稻草」，他的身體就跟上述的水杯一樣，裡頭承載的毒素因子已經滿出來了，自然無法再裝進任何一瓢水，即使是小小一滴也會漫出杯子外。最後這個個案聽

從我的建議，重新檢視他身體裡充斥水杯的毒素（他有多項塑化劑超標、多重慢性食物過敏、腸漏症現象、汞中毒、長期處在高壓狀態等問題），在他開始清理身體裡的毒素同時，他發現症狀逐漸減少，到後期幾乎完全消失，除了在他過累、不小心吃到過敏食物、吃太多外食的那幾天發作外，但這樣的生活品質已經讓他十分滿意。

我這裡所說的毒物超載表現，包括：有些人開始體重飆升、嚴重過敏、沒來由的失眠、自體免疫疾病產生、身體多處疼痛、身體五官異常敏感（例如：聞得到化學溶劑的味道）。當然，若你重視你的健康狀態，在尚未發生問題前先做預防保護的清除，當然更加理想。然而並非每一個來求診的個案，我都認為必須先檢視身體毒素予以清除。但如果你其實已經有超過一段時間為同一個問題感到困擾，而且情況逐漸惡化，那你就有必要好好檢視自己的身體了！

講回肥胖這個問題，若你只是過完年後跟家人聚餐吃了太多的點心，而造成短期的體重上升 1 到 2 公斤，又或者是你剛失戀、靠著一桶又一桶冰淇淋度過低潮時期而體重飆升，若是這類型的肥胖都不需要太擔心，這只是暫時的進出熱量失衡了，藉由適當的飲食控制和運動，都可以順暢

其實你胖得很冤枉

的將體重減輕。若是你早已經過度自律、每天勤奮努力的跑健身房，卻因為一塊蛋糕、晚上聚餐貪口多吃了一塊肉，而讓體重持續攀升，那你要怪罪的，就不是昨天下午茶的那塊蛋糕或火鍋多吃的那片肉片，那些不過是改變你體重基礎閾值的稻草，請放下你心中的成見、忘掉卡路里這回事，好好的跟著我一起打開身體的潘朵拉盒子，探索造成你肥胖的核心原因吧！

知·識·補·給·站

每個人，都是與眾不同的！

我在本書的許多地方會引用一些文獻佐證，儘管如此，我仍不建議你完全依賴文獻結果。並不是因為研究的嚴格程度有爭議性，而是研究方式本身就存在的限制。普遍的研究都會利用參與研究的人數、研究方式、統計分析方法等，作為判斷此文獻是否可信的主要證據。然而如同我看待各種疾病的核心價值，「每個人都是獨一無二的」，換言之，儘管我們有特別去篩選某些條件（例如：年齡、性別、疾病、社經地位等），

卻無法再探索更深一層、無法明確鑑別潛在的問題，譬如接下來將提到的：你該如何去把你所承受的壓力量化為程度高低？你是否知道自己有腸漏症？原型食物和精緻食物儘管卡路里相同，但營養組成卻天差地遠，你要如何從文獻中去定義？等。因此，這也可解釋為何許多關於飲食方面的研究，常常結果會天差地遠。並非哪個研究做得有問題，而可能是剛好篩選到的實驗個案，本身就存在著差異性變化。總之，我們將許多的文獻結果放進書中，只是希望你在閱讀的同時，納入這些可信的研究結果，把它加入你參考的核心價值中。藉此，我要提醒每位讀者，隨時保持活躍的思緒，才有可能正確的看待每個疾病。

高壓文明病：
現代人肥胖的頭號殺手

　　在我看過的許多減重病人中，最為棘手的莫過於這個章節所造成的肥胖——「高壓文明病」。「壓力」無處不在，自我期許越高的人，往往壓力越大！我們不得不承認，適度壓力是成功的動力；然而，過大的壓力卻會是健康的絆腳石！

　　門診中，幾乎有超過半數的病人身體出現狀況，都與長時間高壓承載有關。當你不理會這段時間高張的身心狀況時，「潰堤」就是一場可預期的災難。壓力所挾帶的症狀：自律神經失調、失眠、焦慮情緒、心悸⋯⋯甚至是不少看診個案自己提問完後不好意思說的「我知道我是自己給自己的壓力太大！」

　　壓力帶給身體的影響，恐怕遠超過你的想像！

　　「壓力」在顯性層面上會出現「心理」方面的問題（如自律神經失調、失眠、焦慮情緒等），但是相較來說，隱

性層面才更需要我們戒慎警惕。它就像是地震後的大海嘯，當你以為壓力解除、危機解除時，第二波毀滅性海嘯正在屋頂上空 6 公尺高，準備毫不留情地淹沒你。以為壓力過了就沒事了嗎？其實災難才正要開始。

那些讓你喘不過氣的壓力，不僅會掀起荷爾蒙間的巨大波瀾（導致月經不順、甲狀腺低下、胰島素阻抗、肥胖），更可怕的，由於壓力很難直接聯想到這些問題，而令生病者不自知。肥胖與壓力間的關聯，是我門診處理多年肥胖議題中，最難解開的一題，不過在講這個相當棘手的潛在問題之前，先跟大家分享一個案例。

一位 20 多歲的年輕女生，原先在日本打工留學。她的心願是：「我想趁著打工留學的機會，好好在日本找份工作。」她計畫的最終目標，就是替自己未來待在日本的生活鋪路。

在國外找份工作本就不易，何況是競爭激烈的日本？在最後一個面試宣告失敗後，她正式向頑強的自己投降了。曾經的這份堅持不只是個心願而已，而是放棄了好不容易考上的公職職缺、承受著父母失落責罵、每日吃著泡麵存錢才達成的夢想，而且就差一步就能達陣，然而這一切都在最後一份面試被拒絕

時告終。

「我坐飛機回家的路上，沒一刻眼角是乾的。」她面帶淺淺的笑容說著這段故事，現在的她，已經可以輕鬆地談論當時心中最沉痛的部分。返鄉後很長的一段時間，她承受龐大的注目壓力，壓力不是來自他人，而是最親近的父母；優秀的女兒好不容易考上公職，最後竟選擇放棄，還去日本打工留學。這般不穩定的生活，身為父母多少會擔憂，而擔憂成了掛在嘴上的話，把彼此的心都磨累。

剛回台灣那幾個月，她總覺得幸運之神離她好遙遠，由於許多人同時找工作，她花了好幾個月時間才面試到一份像樣的工作。工作薪水不高，但工時很長、壓力很大、很不巧的又有一個魔王級的磨人上司。每每身心俱疲時，想打電話回家抱怨工作不順，總免不了被父母重提往事：「當初放棄好好的公職不做，跑去日本追求什麼夢想？」儘管她心裡明白父母是出自關心，但心中仍有些不是滋味。她在工作上拚盡全力，希望有朝一日能證明給父母看，不做公職也一樣可以有很好的成就！

她拚了命在工作上表現，花上比別人多好幾倍的力氣，每天加班熬夜，就是希望能夠拚出一份漂亮的成績。她埋首於工作中，不知不覺地熬過最困難的第一年，某天公司高層宣布一

個天大的好消息：她升主管了。這是她打從回國後最值得慶祝的事了，終於不用矮人一截、不用擔心穿太緊身的裙子被魔王上司碎碎唸，更不用擔心電話那頭父母的情緒勒索。

　　當了主管的第一件事應該是什麼呢？吃完大餐慶祝後，她立馬奔往台北東區一間過去常光顧的服飾店，之前主管認為上班不能穿太緊身的衣服、裙子不能太短，讓她這一年多來，放棄最喜歡的「打扮」，將一切精力全投注於事業上。現在的她，突然想找回一些青春的味道。她熟練的轉搭捷運，到了東區那間熟悉的服飾店，正準備開心地挑選衣服，然而，她壓根沒想過，一直以纖細身材為傲的她，腰圍竟然大了三吋，一件衣服也穿不下！

　　其實說到這裡，我才真正感覺到她的情緒，儘管外表冷靜，然而內心就像壓力鍋快滿載般，暴增的體重成為壓垮駱駝最後一根稻草。過去的她，從沒擔心過體重。回想過去努力打拚的這一年，為了能快速趕出像樣的文案，常常隨便咬一口便利商店買的麵包當正餐，吃得簡單、量也不多、又怎麼會與發胖扯上關係？更可怕的，發胖何止一點點，而是整整 10 公斤！

　　畢竟先前錯過的已經太多，她不希望有任何事情影響到工作，於是開始努力減重，從原先一個沒有減重需求的女孩，到

　　　　　　　　　　　　　其實你胖得很冤枉

嘗試過各種飲食控制的方式（蜂蜜減重法、熱量控制法、蘋果減重法……）；除此之外，還給自己安排嚴酷的健身計畫，工作較不忙碌時，一週上健身房 5 次，在飛輪上狂踩 2 小時。她將自己操練到精疲力竭。這種瘋狂的減重計畫，嘗試了將近半年時間，但前後總共瘦了不到 0.5 公斤，令她相當挫敗。

她到我的門診尋求協助，我的門診有一套減重生活態度準則，若個案身體健康，遵守這套守則體重就會逐漸下降。她是個乖學生，十分配合飲食處方，幾乎 100% 達標！然而，過了將近 3 個多月，體重仍未見顯著的下降。於是，我花了一些時間深入了解她的情況，才拼湊出上述故事。她回憶這一年多，才赫然驚覺她出現嚴重的入睡困難、白天疲倦不堪、反覆發作的皮膚濕疹、越加惡化的鼻塞、鼻過敏，而這一切都是在她埋首工作的這一年多來發生的。

每天忙不完的事，讓她幾乎忘記注意身體的這些改變。然而，身體所發出的這些警訊、徵狀，在在指向她處於高度壓力的狀態！

於是，我安排了一些檢查佐證我的想法，「沒錯！她肥胖的始作俑者，就是壓力！」在確定了肥胖原因後，我將治療重心集中在減壓上（甚至拋棄原先嚴格的熱量），我請她每晚抽

空 5 分鐘，好好做一場冥想，還給自己寧靜的美好片刻，聆聽身體的聲音。我讓她安排伸展、瑜伽等課程，取代原本高強度的飛輪跟快跑。

就在這樣改變過後兩個月，她的體重掉了 6 公斤。在改變的這段時間裡，她吃得更多、運動量變得更少。然而，她的體重跟心情在她放下自己執著所帶來的壓力後，一切回歸正常。儘管沒有瘦回原先體重，她已十分滿意。她在這段治療期間中明白，為了一個沒開花結果的決定，曾經拚了命的想證明些什麼，到頭來卻犧牲掉健康，必須花更多的力氣才找得回來。

「如果再選擇一次，我還是會出國打工留學。
但，這次我不會如此虧待自己。」

最後一次門診，我們笑著道別，我猜她再也不需要我了，因為從今起她會好好對待自己。對自己健康負責的人，就永遠不需要醫師。

什麼是「壓力胖」？

「壓力胖」是什麼原因造成的？又為什麼，我認為壓力是肥胖問題中最頑強的？說明之前，就要先提到壓力會對人體造成怎樣的生理影響。

身體對壓力的應變機制

當身體偵測到壓力出現時，它會啟動兩套應變措施：

A. 急性壓力期：

當我們的大腦皮質偵測到急性壓力出現時，大腦會刺激自律神經的交感部分。自律神經到腎上腺髓質，讓其分泌正腎上腺素（Noroepinephrine, NE）與腎上腺素（Epinephrine），它們可以提供我們**緊急應付對戰或是逃跑**（Fight or Flee）的能量。

《DISCOVERY》頻道曾在介紹人體極限時提過，腎上腺素是應付緊急狀況的救命仙丹。在美國，曾有位家庭主婦為了救兒子不被修車用的千斤頂夾到，把一台重達 1500 公斤的千斤頂稍稍舉起數分鐘，這重量遠超過一流的舉重

選手。一位家庭主婦是如何辦到的？靠的就是當身體面臨極大壓力時，分泌的腎上腺素。

由於它屬於交感神經，交感神經除了支配「力氣」以外，它也同時支配身體的其他器官。因此，當你感覺腎上腺素給你帶來的無窮能量時，同時你也會出現一些特殊症狀，例如：**心跳上升、血壓上升、口乾舌燥、腸胃道蠕動下降、焦慮情緒等。**

試著回想你第一次上台演講或發表一場重要演說，那翻滾想吐的腸胃、砰砰作響的脈搏、口乾舌燥的嘴唇，那些都是腎上腺素出現在你生活中的證據。雖然那些壓力所帶來的「副作用產物」，會讓你難受不適，但它卻可以幫你提起精神、振奮體力，撐過一場一場具挑戰性的艱難場合。

B. 慢性壓力期：

急性壓力儘管會挾帶生理上的不適，但它卻同時讓我們完成任務、進步成長，因此適當的壓力，是引領進步不可或缺的動力。然而，當腦袋中認為所有事情都屬於「緊急特殊事件」，壓力從急性轉為慢性，那又是另一件事了！

壓力從急性轉為慢性

當壓力從急性轉成慢性，例如：最近你生活出現許多「很重要」的事，有時，重要的人生時期往往會不約而同地出現：年邁父母生病、兒女升學大考、事業升遷、房屋貸款等，當許多「必須提起精神處理的重要事情」一件一件接踵而來。**「持續性」的高壓環境，讓壓力漸漸地轉為慢性。**

此時，下視丘→腦下垂體→腎上腺軸（HPA axis）開始啟動：大腦刺激下視丘，影響腦下垂體分泌促腎上腺皮質荷爾蒙（ACTH），ACTH 在腎上腺皮質促使皮質醇上升，**而這個「皮質醇」與發胖脫離不了關係。**

「皮質醇」是造就壓力性肥胖的元凶

皮質醇是一種人體自然合成的類固醇，每日人體內會釋放固定量的皮質醇，在正常濃度的情況下，它可以提供我們上課、工作時所需要的精神體力。然而，當這種激素「大量」出現時，身體彷彿補充了額外的類固醇。若超越正常濃度，身體就好比那些長期服用類固醇的個案般出現副作用，例如：血糖上升、血壓上升、遊離脂肪酸上升、免疫系統受到抑制、骨質疏鬆、月亮臉、水牛肩、肥胖等。

你不難回想起某某親友，自從罹患某種自體免疫問題後，必須長年服用類固醇，若比較他患病前後，不難發現體態變臃腫了，而他也會向你抱怨，長期服用類固醇導致肥胖。慢性壓力本身，就可能帶來如同類固醇般的效應。

知‧識‧補‧給‧站

皮質醇與胰島素間的矛盾關係：為何壓力使人胖？

壓力會讓人發胖，不只是因為壓力大時容易大吃大喝那麼簡單！除了「熱量攝取過多」會造成肥胖，我將「壓力胖」切入「荷爾蒙」的角度，試圖讓讀者了解。（若你耐心將本書讀完，你將發現真正與肥胖相關的不僅是熱量，而是你的荷爾蒙。）

「皮質醇與胰島素的功用」

皮質醇與胰島素在身體的首要任務，乍看之下像是扮演相反的角色：**皮質醇會讓血糖上升、胰島素則讓血糖下降**（帶領血糖進到細胞中，被細胞利用），然而實際情況則沒那麼簡單。其實荷爾蒙間互相牽引著彼此，體內的荷爾蒙包括：皮質醇、胰島素、甲狀腺、性荷爾蒙。它們像是在同一條船上的難兄難弟，當航行的船產生風浪時，整艘船上的乘客皆會被牽動。

　　　　　　　　　其實你胖得很冤枉

若你是女性讀者，請試著回想自己是否曾在某段時間因準備考試、工作，壓力大到經期大亂。很多人可能都有這樣的經驗，甚至你已見怪不怪。但其實這就是荷爾蒙風浪，造成船上乘客「性荷爾蒙」被牽連波動的證據。（註：這裡的風浪指的是：皮質醇上升。）

儘管那些臨床上已經見怪不怪，但壓力荷爾蒙是如何牽連起肥胖？這裡與肥胖相關荷爾蒙指的正是：「胰島素阻抗」。皮質醇與胰島素在血糖濃度作用中，上升、下降看似相反，但當長年累月的「高皮質醇」，則連動帶起「高胰島素」。這一連串的反應先從皮質醇說起，當皮質醇上升時，血液中的血糖濃度會跟著升高；身體偵測到血糖濃度上升，胰臟內的胰島 β 細胞就會開始分泌胰島素，當血液中持續高血糖、想當然的就需要持續分泌胰島素。

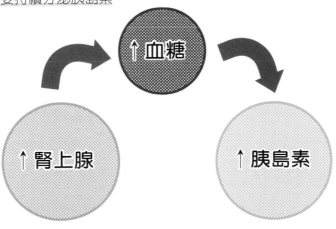

至於胰島素阻抗是如何牽連起肥胖現象的呢？「胰島素阻抗」是如今治療糖尿病或肥胖的一項重要機轉，**矯正胰島素阻抗將有機會逆轉糖尿病、對抗肥胖**。我特別將「胰島素阻抗」獨立出來詳細論述，放在下一個章節做更完整的探討。

千萬別小看壓力這檔事

適當的壓力下，皮質醇分泌→少量的血糖上升→適當的胰島素啟動協助血糖下降，我們身體會在一種平衡的節奏裡。這也是為什麼適當的壓力刺激，對身心靈並不會造成影響。然而，現代人所承受的，可不是所謂的「適當的壓力」！

若你細數一天所需要處理的大小事情，從婚姻壓力、工作時主管責罵、父母親的健康議題、孩子問題爭吵不休、龐大的房貸或車貸，甚至自己加諸的高度期許。一日裡，我們從四面八方累積了不同種類的壓力。

門診裡不難發現一種有趣現象，有些個案到門診求診時，從談話內容、臨床症狀，皆會發現他的身體疾病與壓力有關。然而，每當我詢問：「你是不是壓力挺大的？」

最常得到的回覆是：

「沒有啊！我不覺得最近壓力比較大！」

「沒有啊！壓力沒特別大。」

「一直壓力都很大，最近沒特別變化！」

……等。

若你仔細琢磨他們的回答，不難發現，多數人普遍認為壓力要「更大」才代表自己有壓力，完全**忽略「持續性」的壓力會帶來的身體危害**。

另外一種很常被提出的問題：「過去遇到壓力，只要出國度個假或者適當休息就可清除；但現在儘管度假休息時有改善，一旦面對到同樣的壓力環境時，整個身體狀態就回到原點，身體狀況立刻會被壓力引爆。」

許多人將這種現象解讀為「自己抗壓性變差」！

關於這兩種不同的狀態，其實與自身抗壓性強弱無關，而是跟你與壓力共存的時間長短有關。我在門診中會用「**鑰匙與鑰匙孔**」的概念跟病人進行衛教：

壓力好像是一把鑰匙，負責開啟身體潛能，它或許可打開成功事業、高效的處事能力，但也可能不自覺間打開

健康問題的門鎖。初期，你選擇增強自己的壓力，增強壓力的動作就彷彿鑰匙往同個方向旋轉般。當轉到極限，若仍執意扭開鑰匙，與健康相關聯的門就會打開（當然，此時你的事業可能同時得到理想的成績）！超過你極限壓力的鑰匙孔，打開了事業與健康的大門，我們身體第一次感覺到壓力對健康的摧殘，於是失眠、掉髮、感受焦慮，甚至憂鬱。我們選擇度假旅行、做運動、吃大餐，讓鑰匙微微地轉回去一些，於是門又被關了起來，此時的身心靈感覺到舒暢。

然而我們忽略了，儘管門關上，鑰匙仍插在就快要開門的一瞬間。當下一波壓力來臨，我們再度不自覺的朝著同一個方向扭開鑰匙，大門再度開啟！而這次大門打開得比上次更快、更猛，你壓根沒預料到這波身體的反擊竟來得這麼快速，比上次壓力崩潰線踩得更深、更加的嚴重。之後我們選擇去度一個更長的假，放棄不必要的工作壓力，甚至去上身心靈的課程。雖然事情似乎有稍微好轉了些，但你總感覺抗壓性在下降，因為一次一次地離崩潰邊緣越來越靠近。

若你對上面我說的內容產生了一些共鳴，甚至現在的

　　　　　　　　　其實你胖得很冤枉

你就處於這樣的狀況，請聽進我以下所說的話：**壓力是日積月累所產生的**，如同我剛剛說的例子般，儘管放了個長假、吃了好吃的餐廳、看了場電影，稍微舒緩了壓力對你造成的身心傷害。然而你舒緩的部分，很可能只是冰山的一角，長年累月的壓力所累積的頑強冰山，絕非一朝一夕可清除。若真想讓自己抗壓性上升、回復原本的身心狀態，那你就要有對付整座冰山的心理準備。

　　以下我會提供你一些方法，而我也是利用這些方法，協助因壓力造成肥胖的診間個案，讓他們清除長年累積的壓力冰山。

檢視自己的身體是否潛在壓力傷害？
—— 高皮質醇與低皮質醇自我檢測

　　在解釋自我檢測前，要特別聲明，這裡自我檢測的高低皮質醇現象，並非指「疾病類型」皮質醇異常，而是指「**非疾病型**」**的皮質醇異常**。什麼是「疾病性」的皮質醇異常呢？

疾病類型皮質醇異常

疾病類型 高皮質醇	像庫欣氏症候群（Cushings syndrome），又被稱作皮質醇增多症（hvpercortisolism），是由於患者體內**糖皮質素**（glucocorticoid）**過多**，從而導致全身一系列代謝混亂和病理變化的一種疾病，庫欣氏病的臨床表現十分多樣，例如：體重上升、月亮臉、水牛肩、多毛症、皮膚紫紋等。 造成這種疾病型的高皮質醇，可能因為腦下垂體分泌過多的刺激激素，或是在腎上腺皮質出現的腫瘤，也可能是長久的使用類固醇類型藥物治療所造成。
疾病類型 低皮質醇	像愛迪生氏病（Addison disease），又稱原發性腎上腺功能不全（primary adrenal insufficiency）及**皮質醇過少**（hypocortisolism）。是一種長期性缺乏的內分泌疾病，因人體腎上腺無法製造足夠類固醇激素而致病。 常出現的症狀包括：腸胃不適、噁心、嘔吐、腹瀉、體重減輕、皮膚黑色素生成變多、倦怠、無力、嗜睡、昏迷、低血糖等。

註：上述的兩種疾病常常是因為腺體功能異常過度分泌或者無法分泌，它們會出現比因為壓力所呈現的皮質醇變化，徵狀來得更加嚴重，但我們下面所述的並非以上疾病狀況，因此只是提出這兩種疾病供大家參考。

　　回到我們這裡說的皮質醇異常，主要是在探討「非疾病型的」，非疾病性的皮質醇異常又稱**腎上腺功能失衡**（Adrenal dysfunction），主要造成失衡跟身體長期處於高壓狀況相關，皮質醇被迫持續性分泌。

　　皮質醇持續性分泌的結果，就好比駕駛一輛車子，為了駕駛它達到最高效能，駕駛人員只管拚命踩加油跟煞車，

然而平常卻沒有做好保養、維修。隨著時間的增長，總有一天**車子的加油跟煞車系統失靈，進而引發了一系列後續效應。**

這種失衡隨著壓力時間的長短，會逐漸顯露問題。初期，我們身體還能應付壓力，只是不太懂得如何放掉壓力，檢測出來的結果會用「**高皮質醇**」方式呈現；隨著時間增長，與製造皮質醇相關原料被燃燒殆盡的結果，身體相反的呈現「**低皮質醇**」狀態。

相信你一定會問我，壓力不就是會產生高的皮質醇，怎麼又與低下有關了？皮質醇是身體的腎上腺皮質所分泌的一種激素，任何身體激素的分泌都需要足夠的原料支持，當然皮質醇也不例外。一旦我們長時間的分泌大量的皮質醇，然而沒有對皮質醇的原料進行補充，經年累月之下身體就會出現皮質醇低下。

緊接著，你可能想繼續往下追問：「高度壓力，所以身體高皮質醇會出現問題，那低下後，我們剛剛所說的問題不就解決了嗎？」其實一點也不然！皮質醇低下往往指的是「**多數時間**」我們身體皮質醇都偏低。

正常的生理機制：起床的早晨 6~8 點間，分泌最

高度的皮質醇（我們又稱之為皮質醇覺醒反應（Cortisol Awakening Response, CAR）），隨著中午、下午、到晚上皮質醇的濃度會開始下降，當身體偵測到皮質醇濃度的下降時，人也開始感覺放鬆而產生睡意。

一整天皮質醇在體內的濃度變化

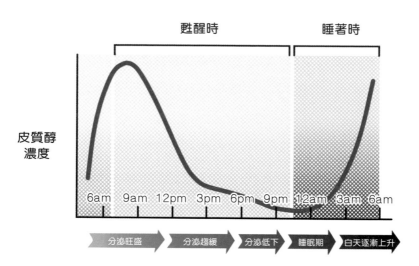

上圖紅色的線是體內一日皮質醇在身體的濃度變化，一天之中皮質醇會在白天早上起床時達到高峰，隨著中午到下午或晚上皮質醇逐漸下降，我們因此感到睡意而幫助了睡眠品質。

　　　　　　　　　　　　　其實你胖得很冤枉

因此，若你「一整天」皮質醇濃度都是低下的，身體無法偵測到皮質醇濃度產生的高低差，個案表現症狀會是「白天覺得疲倦沒力，但一到晚上就會精神旺盛到睡不著」。有些人抱怨白天疲倦，但有些人卻用嚴重的失眠表現！

高皮質醇與低皮質醇自我檢測

我用皮質醇高低相關的一些臨床症狀，設計出簡單的自我檢測問卷，你可以花 5 分鐘時間做以下問卷，自我檢測。

檢視過高的皮質醇

過去的半年裡你是否有出現表格中的症狀？如果勾選超過 3 個以上，就要特別小心，表示你可能已經有高皮質醇現象。

☐ 腰圍變粗	☐ 骨質流失
☐ 高血糖或胰島素阻抗或糖尿病	☐ 胃潰瘍或是胃食道逆流
☐ 出現紫色和紅色的肥胖紋	☐ 月經不規則
☐ 感覺自己很緊繃但又疲倦	☐ 高血壓

☐ 淺眠、睡覺時容易受到干擾或者很難入睡	☐ 皮膚出現難以控制或容易發作的濕疹
☐ 健忘或覺得容易分心	☐ 需要靠甜點撫慰心靈
☐ 時常感到焦慮和緊張	☐ 傷口修復能力下降
☐ 總是覺得自己有許多事情要忙，永遠忙不完	☐ 睡前很難平靜下來，或是到了快要睡覺時，突然精神變得很好，讓你可以熬夜到很晚
☐ 容易因為一些小事而感到生氣和大怒，甚至做出情緒失去控制的事（例如：大聲吼叫）	

檢視過低的皮質醇

過去的半年裡你是否有出現表格中的症狀？如果**勾選超過 3 個以上**，就要特別小心，表示你可能已經有低皮質醇現象。

☐ 原本血壓正常，最近被發現低血壓	☐ 姿勢性低血壓
☐ 容易受到病毒感染	☐ 傷口復元緩慢
☐ 肌肉或關節容易感到疼痛、痠痛	☐ 低血糖
☐ 需要依賴咖啡或可提振精神的飲料或補充品才能提神	☐ 時常覺得疲勞或身心耗竭
☐ 心情低落，可能會毫無來由的哭了一場	☐ 覺得自己無時無刻壓力很大，或覺得自己的抗壓性降低了

其實你胖得很冤枉

□ 失眠或者入睡困難	□ 原先有過敏或氣喘體質，近期症狀加劇
□ 皮膚容易瘀青	□ 容易出現負面觀點，而且容易異常執著
□ 覺得自己解決事情的能力變低	

排解壓力的生活處方

在門診中接觸到許多承受高壓的個案，外觀上幾乎辨別不出來，因為他們永遠給人體面、善解人意、對事情負責任的觀感。在我門診觀察的經驗，對自我要求越是嚴格的人，越容易將壓力往身上扛。於是，如何紓壓成為一個很重要的議題！現代人開始意識到壓力對身心靈造成的危害，於是出現許多療癒社團、手作活動、相關書籍等，你不妨嘗試著找找看。下面，我將介紹門診中幾個方式、簡單的口訣分享給你們，希望能幫助各位在生活中找到排解的出口。

A. 80/20 法則：

這個著名的「80/20法則」，又被稱作帕列托法則（Pareto

Principle），最早期被使用在經濟學上的探討，大致上是說發現大部分的財富（80%）會掌握在少數人的手中（20%），這種神奇的模式竟然在統計上重複出現。然而後期被延伸運用到其他事件上，例如：解讀成努力與收穫之間 80% 的利潤由 20% 的顧客帶來。撰寫《80/20 法則》一書的作者理查 • 柯克甚至在書中建議：「如果找出關鍵的 20%，然後善用這部分，並將多數資源分配給它運用，那麼豈不是可以做得少卻賺得多？」

將他的論述解讀成另一種思考面向：我們不一定需要將自己生活塞滿、竭盡全力、耗盡精力，才值得換來成功。**在事業或生活上，「用對方式」比盲目努力來得更有效果！**

許多時候，我們拚盡全力去面對生活中所有的大小難題，不外乎就是希望自己可以成為一個成功的人、別人眼中的勝利者，然而為了達到這樣的目標，常常讓自己承受超過 100 分的壓力，久而久之，身體當然負荷不來。當偵測到自己身體屬於「快負荷不了的崩潰邊緣」，80/20 法則是時候派上用場！

這時候的你，恐怕不再適合給自己 100 分的要求規範，先讓身體、心靈喘口氣，告訴自己「身體健康」放優先！

　　　　　　　　　　其實你胖得很冤枉

我當然明白，當你停止腳步時地球一樣在轉，身邊仍有許多需要「過關」的事件（可能是生活中的經濟負擔、公司老闆要求的業績、孩子的教育……），這時候我請你稍稍允許自己，選擇暫時性的「低分」飛過生活的成績單。而這樣的「低分」，未必會不及格，套用 80/20 法則的原理，只要做對事情，掌握關鍵的 20% 就可能輕鬆獲取 80% 的效果！

當你已察覺自己正承受高度壓力，或許也自覺勢必要拔除掉某些壓力，然而實際上執行起來並不容易。前些日子在門診中聽到一個案例：一位職業婦女白天在外打拚，下班先去幫住院的公婆擦澡、處理醫院大小事，回家後還要煮色香味俱全的一餐、哄小孩入睡、修改作業、洗碗筷、晾衣服，其實她心裡也清楚自己已承受太多，但對這些多重角色，每件都有不可放棄的理由，由於看起來都很重要，她陷入選擇上的困難，儘管我每回都勸說她必須做取捨，然而她仍然全盤接受。直到某天身心同時潰堤，整個人爆瘦、多種疾病同時找上門，並被醫師診斷為重度憂鬱症。

當必須將某些壓力事件從身上拔除時，許多人會突然陷入選擇障礙。然而，無法拋棄任何壓力而繼續扛在身上

的結果，就是自己遍體鱗傷。80/20 法則該如何套用？我建議你拿起一本筆記本，將所有你想得到的「壓力來源」統統記錄在本子裡。花一點時間審視每個事件，問問自己哪件事最重要？不做影響的層面有多大？又有哪些事你需要花非常大量的努力，才能得到一點點的成果？當你將每件壓力事件評分後，其實你心裡就有數了，你會找到屬於自己的答案，你也會清楚看見哪些事情是現在必須丟棄的。

記得，在做這樣的評分時，千萬不要對自己產生罪惡感，我們已經非常努力的應付周遭的所有事情，就是因過度努力才讓自己的身體出了毛病！分享一段某天我在電台裡聽到的話「事業垮掉了可以再重來，但健康不行」，人生的優先順序中，**一定要把健康放在前面， 千萬不要贏了體面、卻輸了健康！**

B. 冥想與瑜伽：

有些到過我門診的病人，應該聽過我推薦「冥想」。「冥想」，英文稱作 Meditation，它在功能醫學的領域裡被認為是個不錯的降壓方式，也有一些科學文獻提出相關佐證，我舉出以下五個已經被科學證實、冥想所帶來的身體好處：

其實你胖得很冤枉

① 下降壓力感 [1] 與減少焦慮感及恐慌 [2,3]

② 減輕憂鬱情緒 [4]

③ 提升專注度 [5]

④ 年長者記憶力及認知功能的提升 [6]

⑤ 幫助睡眠 [7]

　　由於冥想至少有超過 12 個科學證據背書對身心健康有益處，我本身也養成每日冥想的習慣，晚上在兒女睡著後，我會找個安靜的地方進行冥想（通常會花 5 ～ 10 分鐘的時間，但若時間允許，我甚至可以冥想半個小時），冥想並非要你去「想像」一件事，恰好相反，是要你「什麼都別想」！

　　儘管冥想是個非常簡單的活動（**你什麼都不需要做，只需要安靜停止**），然而對於那些成天頭腦轉個不停的人，冥想靜坐時，白天那些繁雜的瑣事，很容易掉進你思緒裡頭與你對話。初期，我建議找個安靜的空間、選一個舒服的姿勢（這個姿勢要維持 5 ～ 10 分鐘，所以不要太強迫自己，它可以是盤腿而坐，甚至站著也行，只要自己感覺舒服就好），一開始從 5 分鐘做起。

　　多數人初期冥想時，腦袋會飛去與自己白天的忙碌事

件對話，你可以將專注度放在觀察自己身體或其他事件來轉移注意，例如：觀察自己的呼吸起伏、專心聆聽輕柔的音樂，甚至手上拿著水晶球去感受它的冰涼或脈動感。當腦袋不小心又冒出其他念頭，就讓它從腦袋中飄走，盡量別與它對話。

當你開始成功學會冥想，身體的壓力就好像找到了個洩氣的管道，儘管白天充斥著各式各樣的壓力，但晚上可以藉這短暫的 5 ～ 10 分鐘時光好好將它排除。千萬記得我說的：「**壓力會累積。**」白天我們負責對抗壓力，晚上就要好好的給自己的壓力大掃除。而冥想對我而言，就具有這樣的效用！

另外我推薦的運動，則是**瑜伽**，瑜伽算是一種緩和運動，它藉由調整身體的柔軟度、核心肌群、腹式呼吸等方式，用較溫和的運動帶領身體達到減重與療癒的作用。在減重的過程中，大家往往會專注在可以快速燃燒熱量的運動，若你本身就是一個正處於高壓環境的人，如果可以的話，請在你的運動計畫中排入瑜伽這個項目，因為這項運動對於身處高壓卻想要減重的你，有一舉數得的功效。

前些日子一位減重個案，她每天安排了長達 3 小時的

燃脂運動，但體重卻一直降不下來。從一些指數中合併判斷，她屬於壓力性體重停滯。而她自己規畫的持續性高強度運動，反而會讓身體呈現「壓力感」不利於減重。於是我只調整她的運動處方，請她將一半運動類型更改為「瑜伽」，並將總運動時數往下降。前後不到 3 個月時間，她順利的下降了 6 公斤，直呼太神奇！沒有錯，壓力造就的肥胖議題就是那麼不容小覷。

C. 實驗室檢測：

　　這個部分必須找到專門做功能醫學的檢測診所，才有可能進行。

　　我們會採集個案一天 4 ～ 5 個不同時段中的口水，利**用口水來檢測體內的皮質醇濃度**，正常人會在白天時達到最高，然後隨著中午到晚上皮質醇逐漸下降。

　　有問題時，例如：有些壓力反應初期，會被發現皮質醇在不該提升的時候上升了（例如：我們從報告中看到個案傍晚時的皮脂醇增高，對應到個案臨床上症狀，就很常聽到他們抱怨晚上精神亢奮、睡不著覺）；然而若你是一整天的皮質醇濃度都極低，你身體也可能因為偵測不到皮

質醇濃度改變而表現傍晚精神比白天還要好，不容易產生睡意進而失眠。

這些類型的皮質醇濃度異常變化，皆被稱之為**腎上腺功能障礙**（Adrenal dysfunction）。上面敘述的只是大概內容，詳細的指數判讀，仍建議交給訓練過的專家醫師替你解讀判斷，進行調理治療。

D. 營養素處方：

我在門診中會使用一些營養素來輔助壓力的清除，這些營養素含有可支持腎上腺皮質醇的原料：

基礎營養素
a. 維生素 B 群（尤其是泛酸〔維生素 B$_5$〕、吡哆素〔維生素 B$_6$〕、生物素〔維生素 B$_7$〕、葉酸） i 泛酸〔維生素 B$_5$〕　　　100~150mg ／天 ii 吡哆素〔維生素 B$_6$〕　 50~100mg ／天 iii 生物素〔維生素 B$_7$〕　 1000mcg ／天 iv 葉酸　　　　　　　　 400~800mcg ／天 b. 維生素 C　　　　　　　　　 1000~3000mg ／天 c. 礦物質鎂　　　　　　　　　 200~400mg ／天 d. 魚油　　　　　　　　　　　 1000~1500mg ／天

其他補充類型營養		
a. 磷脂絲氨酸	400-800mg ／天	
b. 紅景天	100~200mg ／天	
c. 人參	100~200mg ／天	（針對低皮質醇階段）
d. 脫氫異雄固酮（DHEA）	30mg，1～2 次 ／天	

注意：以上營養建議處方劑量較高，建議在醫師或專業人員監督下進行補充。

知·識·補·給·站

面對壓力，男女表現大不相同

相信很多老公老婆／男女朋友都會覺得，不懂另一半在想什麼。不知道你的生活中有沒有曾經發生過這樣的經驗？當男性被抓包劈腿、爭吵婆媳議題，或是很不想提起的事情時，男性很常會給予另一半的反饋是：「**惱羞成怒**」或「**避而不談**」；反觀女性，若被老公抓包自己刷爆老公的卡、跟閨蜜聊天開心忘我到忘記接孩子下課，女性很常出現的反應是「**讓我解釋**（拚命找另一半解釋）」或「**去找閨蜜或朋友傾訴**」。

你知道嗎？這可能是因為男女性應對壓力的荷爾蒙不同所造成的。

美國生理學家沃爾特・坎農（Walter Cannon）曾創造「**戰鬥或逃跑反應**」（Fight-or-Flight Response）一詞：當男性在面對壓力時，身體會釋放大量的皮質醇，因此男性在面對壓力時下意識反應乾脆跟你戰鬥（惱羞成怒）或乾脆逃離現場（避而不談）；然而有趣的是，當女生在面對壓力時，當然也會釋放皮質醇（甚至更大量），但同時間，女性卻同時分泌另一種荷爾蒙「催產素」。一般人對催產素可能有點陌生，女性在生產、擁抱、哺乳時會分泌這種荷爾蒙，它有助於提升女性情感的連結，讓她更想用結盟的方式處理壓力。因此，當女性面對壓力除了發洩憤怒外，在應對這種無法排解的壓力，她們會同步出現主動求和、解釋、事後找閨蜜討拍的舉動。而這些舉動，美國教授雪萊・泰勒（Shelley Taylor）則將它稱為「**照料和結盟**」（Tend and Befriend）。

很有趣吧！你可能從沒過荷爾蒙竟也影響我們的處事跟態度。這個例子，是想讓讀者開始用不同角度，重新了解身體、詮釋身體。「生理影響心理，心理也會影響生理」，這絕對不是一個名詞，而是真實發生在你我身上。所以，下次當夫妻間吵架時，請試著用更科學的方式原諒對方，因為回歸根本，這可能真的只是生理上的差異。請你想想男女大不同的壓力理論吧！

資料來源：

1 Meditation programs for psychological stress and well-being: a systematic review and meta-analysis. JAMA Intern Med. 2014 Mar;174（3）:357-68. doi: 10.1001/jamainternmed.2013.13018.

2 Effects of the transcendental meditation technique on trait anxiety: a meta-analysis of randomized controlled trials. J Altern Complement Med. 2014 May;20（5）:330-41. doi: 10.1089/acm.2013.0204.

3 Relationships between mindfulness practice and levels of mindfulness, medical and psychological symptoms and well-being in a mindfulness-based stress reduction program.March 2008 . Journal of Behavioral Medicine 31（1）:23-33 DOI: 10.1007/s10865-007-9130-7

4 Critical analysis of the efficacy of meditation therapies for acute and subacute phase treatment of depressive disorders: a systematic review.Psychosomatics. Mar-Apr 2015;56（2）:140-52. doi: 10.1016/j.psym.2014.10.007. Epub 2014 Oct 22.

5 Mindfulness training modifies subsystems of attention. Cognitive, Affective, & Behavioral Neuroscience volume 7, pages 109–119（2007）

6 The potential effects of meditation on age-related cognitive decline: a systematic review. Ann N Y Acad Sci . 2014 Jan;1307:89-103. doi: 10.1111/nyas.12348.

7 The value of mindfulness meditation in the treatment of insomnia. Curr Opin Pulm Med. 2015 Nov;21（6）:547-52.

肥胖新篇章：胰島素阻抗

　　上個章節提及的名詞「**胰島素阻抗**」，不知大家是否對它充滿好奇？這個章節的任務，就是帶領大家來認識它。我將它解釋成一種現象：倘若發生，體重將如滾雪球般，越滾越胖；相反的，一旦發現後解決問題，體重也像溜滑梯般快速下降！因此它在肥胖醫學領域中是甚為重要的誘發因子，我已迫不及待地想跟你們介紹！

　　在你還不認識這個致胖因素中的關鍵之前，我先用臨床案例帶領你理解它：

　　我們算是同行，他是急診室的護理師。

　　一般人恐怕不知道護理師工作有多忙碌，尤其是急診室！我的住院醫師時期曾在醫學中心急診室待過一段日子。什麼是戰場？急診室就是醫院的一級戰場，一換上工作袍，那就是個沒有休息、時時緊繃、無法放鬆的地方。

　　幾乎我所認識的急診室醫護人員，都比一般醫療人員多肩負一份重任。以前醫學系要選哪個專科成為一輩子志業，猶如

選擇伴侶的重要時刻，倘若配對不成功，對彼此都是蹉跎。也因此，我們會花時間去各科打聽學長姊在不同科別的文化、生態。有些人手巧，選擇眼科；藝術感佳就選擇皮膚科；喜愛孩子則選小兒科……

急診室醫師較特別，他們有一股衝勁，像帶著使命的使者。下班時，我們常聚在一起討論今天遇到的病人，某某病人在鬼門關前搶下一命，說到激動處，眼中閃閃發光的熱情是騙不了人的！因為必須跟時間賽跑、分秒必爭，耽誤一分鐘可能一條性命瞬間殞落，倘若你夠快、夠準確，病人的命就有機會在鬼門關前被搶下。

每條救下來的珍貴性命，都足以讓整個急診醫護團隊開心許久，或許那就是他們的特質，熱忱的救人信念。「熱血」是我對急診室醫護人員的解讀寫照，儘管急診室如此高壓，卻是時刻充滿使命及戰鬥力的地方！我眼前的這位護理師就有這樣的特質。

第一次看診的減重個案，都會做基礎檢查，其中一項就是胰島素阻抗篩檢（檢查方式會在後面詳細說明）。眼前的他身材勻稱，若要我用嚴格眼光審視他，也頂多稱呼他為「稍微肉肉的」。我並不認為他有胰島素阻抗，甚至勸退他不要來減重。

他拚命搖頭！「醫師，才不是這樣的，我以前跟現在真的差很多！」隔了兩個禮拜後抽血報告出來，結果令我驚訝——他有嚴重的胰島素阻抗（胰島素高達 32mIU/L ）。

通常胰島素阻抗會有風險因子，按照慣例我必須重新詢問相關的風險因子。（我習慣這麼做，是由於胰島素阻抗通常是一種現象，你必須找到導致它出現的壞蛋，未來能預防再犯，否則治療後仍可能復胖。）

在了解原因前，先向讀者介紹急診室生態。急診室的工作環境很不一樣，從換上工作服的那一刻開始，就像陀螺一樣轉個不停。這裡的每一天都在跟死神拔河，尤其當你遇到幾個面臨生死交關的病人時，有時忙碌到連坐下來的時間也沒有。

儘管急診室仍為每位醫護人員安排吃飯時間，然而這個時間僅有十幾分鐘，若是吃太飽反而身體更不舒服，於是多數人會買一杯飲料（特別是高糖的）、口袋中攜帶一些餅乾（尤其是可以讓血糖快速上升的），利用這些食物維持血糖高度，以便應付上班時緊急狀況。而他，正是把這種習慣發揮到最大化的代表！

為了彌補工作時伴隨的巨大壓力，他發展出獨特的「上班飲食儀式」。上班前他在醫院附近早餐店買特大杯冰奶、中午

休息室放大杯全糖珍奶、口袋裡隨時撈得到幾塊甜膩膩的巧克力夾心餅乾。只要能備齊這些要素，每天上班再辛苦都感覺到慰藉。

細數成為急診護理師兩年多的時間，他回憶最大的改變應該就是飲食習慣。以前的他，吃飯時總是細嚼慢嚥，因此剛進急診室時，對狼吞虎嚥的午餐時間感到相當不習慣。時常因胃痛問題影響工作效率，於是「液體、少量多餐」成為他的新飲食模式。他認為白天乾脆別吃飯了，下班回家後再好好吃頓飯。

如此克難的生活作息，他壓根不認為自己會發胖，門診中常聽他掛在嘴邊的話是：「我明明整天只吃一餐啊？」打開手機，他秀給我一張三年多前出國度假的照片，過去的他原來那麼瘦！他回憶進入職場這兩年多來，體重慢慢增加。起初以為只是年紀大了、少運動、新陳代謝下降了（因為過去他是游泳校隊，自開始上班以來，就沒有時間再運動），但當他警覺到體重上升，開始恢復過去的運動習慣：健身房、游泳……體重不僅沒下降，甚至還悄悄上升了。他感覺自己明明整天只吃了一餐，又怎麼可能發胖？我告訴他，「你嘴巴感覺自己一天只吃了一餐，但細胞可不這麼覺得，相反地，它感覺無時無刻不在吃食物。」

為了因應他忙碌又難請假的工作性質，於是我口頭上教他幾招方法，請他盡量執行。倘若真的執行後效果不佳，再來想辦法。

　　事隔將近半年，某天他突然回來掛號，他這回不是要來看減重、亦非身體出了其他毛病。他等了 3 小時的門診就只想當面告訴我，僅靠那些方法，半年內減少了 8 公斤，沒有挨餓，甚至連身旁的朋友也都稱讚他瘦得很健康，這麼簡單輕鬆的方法，他肯定自己未來能繼續執行！他的堅定，我與有榮焉！

　　像上面這樣的案例，在門診中著實遇到不少。多年前當我跟民眾解釋胰島素阻抗時，許多人臉上都是問號：「什麼是胰島素阻抗？」近年來，越來越多醫師開始提出胰島素阻抗的論點，不論是電視、媒體、網路、書籍等資訊，因此這方面的知識越來越能被大眾接受。現在，就讓我為大家介紹這位**肥胖的頭號殺手**吧！

如何診斷、自我篩檢是否有胰島素阻抗？

你一定想知道**什麼樣的人比較容易造成胰島素阻抗？**若能像是皮質醇異常，通過症狀猜測出一二該有多好！然而，坦白說，胰島素阻抗沒有任何徵兆，它不會痛、不會癢，甚至可以說它是靜悄悄的來。

儘管如此，當我仔細去探索臨床個案，仍發現一些特殊徵兆，我記錄於此供大家參考。但，我要再度提醒，並非每位胰島素阻抗患者都會產生徵兆，倘若你出現以下症狀時，會更強烈建議你做相關檢測，因為極有可能就是胰島素阻抗的患者！

一、自我症狀篩檢：

A、不易瘦體質

首先，胰島素阻抗常感覺自己易發胖，這種類型的個案也可能會經歷減重困難的窘境。先來聊聊減重困難：現在的運動風氣盛行，過去講到減重，常會聽到個案採取的方式是「節食」，然而這樣不健康的觀念已經被改善許多。減重從過去的嚴格節食，轉變為上健身房鍛鍊、慢跑等。

對於健康的人來說，這種減重方法我十分贊同！

但不幸的是，付出同樣的努力，胰島素阻抗的個案效果並不好。因為肌肉對「燃脂」的效力被減弱了。有研究發現，**運動時**肌肉原應分解葡萄糖進行燃燒，但**胰島素阻抗者的「肌肉葡萄糖燃燒率」比健康者低**。

因此一個健康者，當過年期間與親友聚餐，儘管不忌口的大魚大肉，可能上健身房跑步，就可輕鬆甩掉身上多餘的熱量。然而對於一位帶有「胰島素阻抗」問題者，事情就沒那麼簡單了，儘管你跟別人一樣，努力運動、上健身房，但燃脂效果卻比別人差，變瘦的速度也比較慢。

倘若你老是覺得，自己明明已經很努力在減重，但並沒有預期的減重效果，那很有可能你要好好留意，自己是否潛藏著胰島素阻抗問題！

B、懶散感、喜愛甜食

很多門診個案在檢測出胰島素阻抗後，才驚覺原本生活中的一些「懶散症狀」，胰島素阻抗竟然是元凶！

你是否在吃飽後經歷以下三種狀況：「**昏睡感**」「**難專心**」「**很快再度出現飢餓感**」。尤其是胰島素阻抗初期，

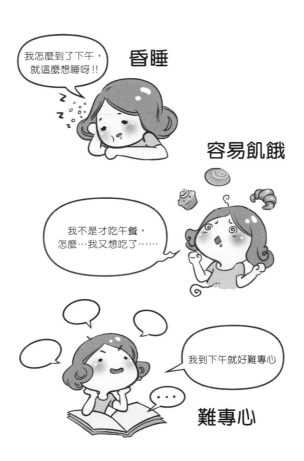

身體正在用自己的方式去調整血糖與胰島素的分配，這個
時期的胰島素大量上升，它努力想將血液中的血糖放進細
胞內，以維持血糖的恆定。

　　血液中過多的胰島素，確實讓血液中清除血糖的效率
上升，但同時間身體會經歷**快速的血糖震盪**（血糖突然降
低）。當血糖快速下降，我們會感受到昏睡、難以專心，
因為血糖降低了，於是感受到飢餓。

　　身體知道若這時血糖上升，症狀可能就緩解了，於是
我們本能的去尋找讓血糖快速上升的精緻食物（例如：全
糖珍珠奶茶、巧克力蛋糕、餅乾），血糖上升的當下，症
狀得到緩解（所以**往往個案會經歷「對甜食莫名的渴望」**）。
然而又在胰島素派遣下，血糖再度快速下降，在就像掉入
血糖陷阱般的惡性循環內打轉。

二、自我症狀檢測：

　　如何知道自己有沒有罹患胰島素阻抗，其實可以透過
抽血檢查窺探一二。目前醫療上，有許多種檢驗方式可以
檢測胰島素阻抗。因為方法各有優缺，我將目前使用的檢
測方式分成兩大類：

　　　　　　　　　　　　　　其實你胖得很冤枉

【第一類：精準測試】

檢測方式有：

＊抑制胰臟檢測法（The Pancreatic Suppression Test）

＊葡萄糖鉗檢法（The Glucose Clamp）

＊高胰島素—正常血糖鉗檢技術（The Hyperinsulinemic-Euglycemic Clamp Technique）

＊葡萄糖代謝的最小模型推算法（The Minimal Model Approximation of the Metabolism of Glucose; MMAMG）

　　這一類型的準確度高，換言之，檢測完後醫師能精準的告知你是胰島素阻抗！然而缺點是方法複雜、耗時且費用高昂，臨床與流行病學上並不實用。（由於常常需要病人反覆的抽血檢測，因此病人的意願以及配合度會下降，反而不利於後續的治療。）

【第二類：簡易測試】

檢測方式：

＊　HOMA-IR（Homeostasis Model Assessment for Insulin Resistance）

這一類型是醫療臨床上，較簡易、間接的評估公式，不像第一種那麼準確，但方便度極高！你只需要找一天空腹來抽血即可，因此是我最常建議病人使用的檢測方式。

　　做這個檢測前，你只需要空腹 6 小時，並抽血檢查「空腹血糖」跟「空腹胰島素」。然後你自己可以利用以下數學公式，簡單換算出是否可能有胰島素阻抗。

計算公式如下：

HOMA-IR index ＝

〔空腹胰島素（mIU/L）× 空腹血糖值（mg/dl）〕÷ 405

若計算出來指數 **≥ 2**，則可能為**胰島素阻抗**

　　當算出來的指數 HOMA-IR ≥ 2 時，小心，你已經有胰島素阻抗了！

　　有時候我也會單獨判斷空腹胰島素數字跟空腹血糖數字，我臨床上的經驗若**空腹胰島素** > 10mIU/L、**空腹血糖** > 90 mg/dl，儘管數字算出來尚未 ≥ 2，一樣需要相當留意，很可能已經快要有胰島素阻抗。

如何解決胰島素阻抗問題？

我提供三種常在門診中建議病人的方式，因為這些方法都簡單易懂也方便在生活中執行，因此我誠摯的邀請你，若已經發現自己有胰島素阻抗問題時，不妨同步來嘗試這三種建議方針：

一、間歇性斷食：

間歇性斷食這個名詞最近相當火紅，甚至很多人早已在網路上看到相關資訊跟如何執行。我這裡仍然針對間歇性斷食稍作介紹，間歇性斷食該怎麼執行？

間歇性斷食的做法有好幾種，比較常見的包含：

① 16：8 **限時進食法**（Time-restricting feeding）：

這種方式是以「**每天**」為單位，一天共有 24 小時，我們限制每天進食時間窗口為 8 小時，剩餘 16 小時空腹。有時病人無法在一開始就執行 16 個小時空腹時，我會先請他採取 14：10 的方式，也就是每天進食時間窗口為 10 小時，剩餘 14 小時空腹，等到習慣了這樣的飲食模式後，再將禁食時間縮短為 8 小時。我的經驗是，通常經過 10：14 時期

訓練後，要執行到 16：8 會容易些。

② **隔日禁食法**（Alternate-day fasting）：

這種**大小日**的方式，就是在小日那天禁食，但所謂的禁食並非完全不吃東西，而是只吃一餐（並且熱量要少於 500 大卡），另一天大日則可正常飲食。這種方式，坦白說我非常少在門診中推薦給個案，主要原因在於卡路里計算，在許多尚未接觸減重領域的人，可能沒有辦法很徹底的配合執行，卡路里計算也可能有誤，因此錯誤率過高的方式較不適合我在繁忙的門診進行衛教。若想執行這種方法的民眾，我建議必須找一位營養師搭配監督，以防止隔日禁食攝取過多，反而失去治療意義。

③ **5 比 2 禁食**（5：2 Diet）：

這是以**每週**為單位的斷食模式，每週不連續的兩天禁食。門診中遇到沒辦法做到的個案時，我們也會推薦 6：1 斷食（也就是一星期中找一天斷食），但通常個案會想要選擇在假日斷食（因為平日上班的人，仍需要保持體力啊！），然而人往往一到了假日就想要好好的休息，吃點美食放鬆一下，所以這種方式我認為比較適合用在退休族群，或上班時不需要耗費太多體力、壓力較少的個案。

其實你胖得很冤枉

為什麼斷食對胰島素阻抗有效果呢？

身體細胞使用的能量，主要來自葡萄糖和脂肪酸。進食後身體的葡萄糖上升，除了提供能量外，多餘的能量則會用三酸甘油酯的形式儲存在脂肪組織中。當我們在**禁食的過程**中，三酸甘油酯會被強制分解成脂肪酸和甘油，到肝臟將脂肪酸轉換成酮體，提供組織能量來源，平常規則的進食頻率，血中酮體濃度很低，只有在空腹超過 8 ～ 12 小時才會開始上升[1]。

因此可簡單將這種間斷飲食理解成，**以日／週為單位，定期讓你在空腹時，從身體自身脂肪中提取多餘熱量。**

二、一日固定餐數，不少量多餐

胰島素阻抗的個案，其實我自己是相當禁忌「少量多餐」的飲食方式，甚至我會在門診向病人要求，請病人在間斷飲食的過程中，儘管在能夠飲食的 8 小時內，也務必以**「正餐」為主**，而**非持續進食**。有些人會對我提出疑問，若少量多餐前提下，每餐吃的量都比較少，讓整天的總卡路里可以更少，那又有什麼關係呢？

在胰島素阻抗的個案中，我並不推薦少量多餐的原因

有兩個：

① 血糖進入細胞「程度」上升

胰島素在身體裡扮演的角色，就是將血糖帶入細胞的決定者，尤其是出現初期胰島素阻抗現象的人們，他們體內的胰島素領導血糖進入細胞的能力可能是活躍的，倘若此時不間斷的少量進食，等同於一日多次的將血糖帶入細胞中，儘管吃進去的總熱量相同，然而血糖進入細胞的吸收力卻可能上升。

② 少量多餐可能落入零食陷阱，反而惡化個案肥胖程度

少量多餐的缺點其實是必須將這兩點共同考慮，你是否想過我應該如何少量多餐？抑或是，少量多餐的人往往如何選擇他的飲食策略？我聽過許多個案想要少量多餐，其實說穿了是為了讓他可以吃到餅乾、蛋糕的一個藉口：「若每天都吃正餐，那我的餅乾、蛋糕、飲料不就都品嚐不到了嗎？」很多人或許沒有說出口，但心裡卻是這樣想的。其實我推薦的每一個飲食方針、狀態調整，都不單單要你在短期內執行，更渴望你將這一切變成一種「生活習慣」，因此你不用擔心我會嚴格要求你不能吃蛋糕、餅乾，只是要請你「改變」吃這些零食點心的時間而已！（這在下一

個飲食策略中會教你該如何做。）

　　說回那些打算靠一小包蘇打餅乾、一小塊起司蛋糕，執行少量多餐但總熱量下降的人，對於你們計算卡路里的能力我深感佩服！然而，身體並不是一台單純計算卡路里的計算機，我們會考量到許多種因素而決定真正攝取入體內的熱量高低。蘇打餅乾、起司蛋糕大多是精緻澱粉（有些還會加上我們不想見到的反式脂肪），**精緻澱粉與反式脂肪會造成血糖大幅度的震盪**，並且還會引發**身體發炎**，造成胰島素阻抗的機轉便與長期血糖過高、身體系統性發炎相關，因此所謂的少量多餐（我這邊提到的特別是用點心代替其中一兩餐的人）其實反而是促成胰島素阻抗的兇手！可能會造成胰島素阻抗個案肥胖程度的惡化！

　　若你仍然執意進行少量多餐，請你仔細閱讀以上內容，仔細琢磨一下是否要進行。然而，倘若你願意聽進我說的，減重的第一個任務，就是請你丟掉家中跟辦公室裡那些伴隨你度過下午美好時光的點心吧！

三、低碳飲食 —— 微低碳 211 餐盤

　　關於胰島素阻抗對應的飲食策略，其實有很多種建議，

最常被提到的是「**生酮飲食**」，利用生酮飲食來處理胰島素阻抗問題確實能夠對症下藥。但臨床上以及研究中會發現，很多使用生酮飲食減重的個案，在減重過程雖然可以讓體重快速且大幅度的下降，然而當開始回復正常飲食後，又立刻復胖。其中有一個重要原因是，我們周遭的飲食環境對生酮飲食並不友善，生酮飲食要求高比例的油脂，但反觀巷口麵店、常吃的西式餐館、泰式料理，生活周遭觸手可及的飲食組成，常與生酮飲食概念相反，是以碳水化合物為主的飲食模式。

　　「**不方便**」成為生酮飲食難以執行的重要因素之一，當然，可能你也有聽說許多醫療人員並沒有相當推薦生酮飲食，主要原因是擔憂生酮飲食對糖尿病患者可能產生的急性副作用，因此若你真的想要執行生酮飲食，我會建議你找一位營養師或醫療人員同步監控身體狀況，千萬不要瘦了體重卻壞了身體。

　　除了生酮飲食外，有沒有對於胰島素阻抗的病人一樣有幫助的飲食策略呢？我在開始減重門診前，認真研讀許多飲食建議的資訊，像阿金飲食、生酮飲食、地中海飲食……其實在營養學的浩瀚領域中，他們設計了很多對應不同需求

　　　　　　　　　　　　　其實你胖得很冤枉

的策略，許多種類的飲食組成都被拿來做減重討論用，其中我最專注觀察的，是哪些嚴格執行 6 個月、2 年這種「長期」的體重變化。誠如我一直不斷提到的「減重並非是一朝一夕的事，你必須將它放入生活作息中，否則身體就像溜溜球般，減重時體重下滑了，但一個不留神體重又溜上來」，最後我將胰島素阻抗合併許多種類的飲食組成「混搭」出一種多數人比較容易執行的飲食法——「微低碳 211 餐盤」。

先說一下這個餐盤的核心目的，卡路里控制減重法最容易遇到的瓶頸就是「吃太少而感到肚子餓」，生酮飲食及阿金飲食最容易遇到的瓶頸就是「生活中執行不易」，能不能在這兩個問題中找到一個可能的平衡點？因為我不是營養師，因此在這方面的著墨可能不能像營養師那般周全，僅針對胰島素阻抗病人的問題設計一個較能簡易執行的飲食組成。

誠如前面提到，胰島素阻抗的個案對於身體的血糖震盪較敏感，倘若身體反覆出現高度的血糖震盪時，體內的胰島素也會隨波起舞（身體反射動作：偵測到血糖上升，胰臟內的胰島素就會開始分泌）。因此搭配胰島素阻抗治療的飲食策略，必須好好考慮這個層面。下圖顯示，當我

們進食碳水化合物、蛋白質、脂肪時，體內的血糖會在不同時間上升，並且升高幅度不同。

碳水化合物的血糖上升最快，大約在 2 小時內達到高峰；**蛋白質跟脂肪血糖上升較緩慢**，大約要到第 3 和第 4 個小時血糖才會上升（並且上升幅度不及碳水化合物高），尤其是脂肪，當攝取脂肪後體內的血糖上升慢且幅度低，這也可以解釋為何生酮飲食效果迅速的原因之一。

營養素對血糖的影響

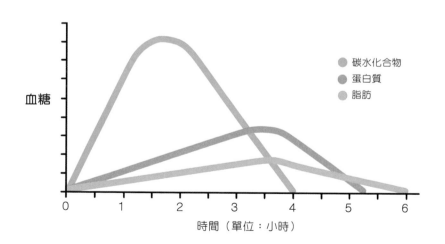

　　　　　　　　　　　其實你胖得很冤枉

在胰島素阻抗個案的減重過程中，我會建議他們每一餐選擇的食物盡量減少快速的血糖震盪。「微低碳211餐盤」就是綜合上述減少血糖震盪、大量有益的營養素攝取、不挨餓的方式：

微低碳 211 餐盤

1. 調整每餐食物組成比例（若將餐盤分成 4 等分）
   a. **2 等分：蔬菜**（一餐要 3 種以上的蔬菜）
   b. **1 等分：蛋奶魚肉類**（建議白肉，例如雞肉、魚肉更佳）
   c. **1 等分：碳水化合物、水果**（例如：糙米飯，減少精緻澱粉攝取）
   d. 其他：脂質，盡量選擇好油，不用刻意限制攝取量（例如：飯菜必須使用油質進行烹調，你不用刻意將食物過水去除油脂，也不需要刻意增加大量油脂攝取），倘若你想要吃堅果，請將堅果均勻地灑在每 1 等分上。

2. 飲食順序：蔬菜類、蛋白質優先進食，再來才是碳水化合物（脂肪其實混在各種食物中，所以飲食順序就不強調了）

3. 補充：延續上個部分提到的少量多餐個案愛吃的甜點、蛋糕、餅乾，就如我說的減重應該是養成一輩子的計畫，我不可能要求你一輩子不吃那些甜點、蛋糕。但我想請你在「正餐的最後」再來攝取這些甜點類。

坦白說，我設計的飲食組成比較難用三言兩語、制式化規定完整陳述，我常會依據個案的飲食個性微幅調整，並且請你不要期待這個方式能立即看到減重成效，它的減重效果是緩慢的，通常需要搭配其他方式才能加乘它的效果。

然而，我仍然鼓勵一般想要「維持體重」的人可以考慮改用這樣的飲食方法，**核心目的是穩定我們的血糖**，蔬菜類中富含的膳食纖維具有穩定血糖震盪的作用，又可增加飽足感，還同步攝取到所需要的各種營養素及礦物質。

因此在我的治療建議中常會善用此點，鼓勵不太喜歡吃蔬菜的人多吃。你可能有注意到，我將「水果」放在碳水化合物區，由於水果含有果糖、蔗糖、葡萄糖，某些水果尤其含糖比高，因此我將水果歸在碳水化合物區，然而水果內除了糖分外，還含有豐富的營養素、礦物質及膳食纖維，因此仍可以適度攝取，只是要注意分量和吃的時間。

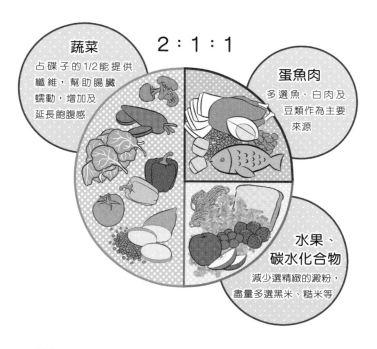

蔬菜
占碟子的1/2能提供纖維，幫助腸臟蠕動，增加及延長飽腹感

2：1：1

蛋魚肉
多選魚、白肉及豆類作為主要來源

水果、碳水化合物
減少選精緻的澱粉，盡量多選黑米、糙米等

其實你胖得很冤枉

四、其他建議：

　　前面三項建議是當我遇到胰島素阻抗的個案，會一次性給予的一些建議方針，然而它並非全部。**胰島素阻抗是個相當複雜的「現象」**，我會說明它是現象就代表它是有「原因」導致的，找尋造成你胰島素阻抗的原因，將點起胰島素阻抗的那把火滅掉，才是治療胰島素阻抗最重要的一門功課。接下來，我將開始跟你們分享，有哪些問題可能會造成胰島素阻抗？

　　又有哪些潛在疾病竟然與肥胖相關？每個人原因都不同，重點是你能不能放下減重就要立即見效的成見，好好聆聽你的身體發出的訊號，很有可能你的發胖只是身體呼救的聲音！

肥胖是一種荷爾蒙失衡？

　　其實胰島素阻抗這個名詞在醫學上存在已久（我在醫學院時期學習藥物治療糖尿病的藥理學課，就已聽過胰島素阻抗）。既然這是個好早以前就出現的名詞，為什麼現在又被重新提起，甚至被稱為減重的新希望呢？

　　這要從我們發現肥胖可能是身體「荷爾蒙」失調開始

說起。過去，我們都期待減重就像是一個加減法的數學題一般，靠加法（飲食控制）與減法（運動熱量消耗）就可以套用在減重上。然而，這個看似合理的數學加減法理論，卻在許多研究中被推翻，推翻的意思不是指證據皆不顯示那些推論，而是總有幾篇研究結果會持相反的意見，也就是指肥胖與卡路里或者運動間的關聯，並非每篇文獻都支持（倘若一個推論是合理的，應該各種文獻都支持同樣理論才對）。[2]

換言之，在肥胖關係中，除了進出的熱量外，一定還有其他調控機制在決定著我們的體重。在本書的其他章節，我也會提到一些較少為人知卻與肥胖相關的危險因子，包括：塑化劑（環境內分泌干擾因子）、壓力、甲狀腺低下等。這些與肥胖相關的危險因子，其實皆環繞著同一個身體機轉「荷爾蒙」。

塑化劑的英文叫作 Xenoestrogen，Xeno 中文意思是「外來的」、estrogen 中文意思是「雌激素」，不難發現英文取名塑化劑是直接將它視為一種「外來的雌激素」。壓力造成的現象是皮質醇的異常浮動，而皮質醇正式歸納為身體的一種荷爾蒙。甲狀腺低下，很多人都已知道是一種荷爾蒙

　　　　　　　　　　　　其實你胖得很冤枉

的缺乏。雌激素、皮質醇、甲狀腺，它們都被歸類為荷爾蒙，神奇的是，竟然有許多研究支持，當這些荷爾蒙開始失衡，會造成體重上升。因此我邀請各位一起重新思考肥胖的因果：

「肥胖，可能是一種荷爾蒙失衡所造成的後果？」

　　講到身體的荷爾蒙跟肥胖之間的關聯性，曾有兩種與肥胖有關的激素被熱烈討論過：**「瘦素」**（Leptin）與**「飢餓素」**（Ghrelin）。從字面上來看，不難看出與體重的關聯，瘦素是調節身體脂肪的重要荷爾蒙，它可增加交感神經活性、啟動脂肪增加能量消耗、影響腦下腺體的分泌：抑制食欲、抑制脂肪合成、增加能量消耗；似乎只要想辦法讓身體的瘦素上升，就可能與減重連結。

　　美國德州理工大學曾做過研究，也發現在肥胖婦女體內瘦素濃度比較低，這些現象依稀暗示著，瘦素濃度的高低與肥胖之間的巧妙關聯。飢餓素恰好相反，它又被稱為食欲增強荷爾蒙，當人體的腸道沒有食物消化時（空腹）所分泌的激素。當飢餓素上升，身體便會開始感受到飢餓，然後驅使我們去尋找食物來吃，同時這個激素還會促進胃

酸分泌、使腸胃蠕動、消化食物，似乎意味著「我準備好要來吸收熱量了！」

　　過去研究學者在發現瘦素與飢餓素這兩個激素時，認為它們可能就是治療減重的那盞明燈，因此當然有人開始思考，如果我們能靠著讓身體的瘦素增加、飢餓素減少，來幫助提升代謝、下降食欲，那為何不利用這種方式來治療肥胖問題呢？

　　結果，還真有學者做過這樣的研究，1994 年美國洛克斐勒大學（Rockefeller University）就曾做過瘦素相關研究，當初滿心期待這個減重新希望可以從此改變人類肥胖的命運。可惜的是，最終研究失敗了！結果顯示，瘦素無法被用來治療肥胖。

　　主要原因是，他們發現瘦素治療的效果普遍短暫，肥胖者也似乎容易對瘦素產生耐受性，因此肥胖問題很快就捲土重來，想以提升瘦素永久改變肥胖問題的可能性被推翻。

　　儘管直接利用瘦素減重的希望破滅，科學家也將減重思維推向荷爾蒙，過去糾結於熱量管控、熱量消耗上，顯然並無法完全解答肥胖的神秘面紗。然而，另一塊面紗下的答案，是不是就是荷爾蒙？

這個假設是可以被科學簡單驗證的，我們假設某荷爾蒙對減重有幫助，**理想的因果關係是：一個荷爾蒙加入體內可以導致體重減輕或增加，那它就可能與肥胖有關**，結果通過了與肥胖相關測試的荷爾蒙有：**胰島素、皮質醇、甲狀腺**（聰明的你也會發現這三個在本書中都有提及）。

皮質醇

前一篇提到肥胖的頭號殺手：高壓文明病時，已解釋皮質醇與肥胖之間的關聯性。壓力確實會讓我們身體特定的荷爾蒙上升，它分泌的東西稱作「皮質醇」，當我們必須應對緊急狀況時感受到壓力，就會透過皮質醇的分泌讓身體灌注精力，呈現最佳狀況應對緊急的壓力情境。醫療上有一種可以仿照身體分泌皮質醇激素的藥物，叫「類固醇」，儘管你可能沒聽過皮質醇，但我猜你不可能沒聽過「類固醇」。

類固醇，其實就是人工合成的皮質醇，一般醫療上會被用來治療免疫活躍的病人，例如：氣喘、嚴重而難以控制的皮膚過敏疾病、紅斑性狼瘡、類風濕性關節炎、腎絲球腎炎等。

臨床上類固醇對過強免疫力的抑制有極佳的效果，因此常被拿來使用在控制不佳、免疫過度活躍的病人身上。

　　請試著回想，你身邊周遭可能曾有朋友，甚至是你自己，因為某些特殊疾病需求服用類固醇（例如上述的：嚴重而難以控制的皮膚或其他類型過敏、自體免疫問題等），使用類固醇的人們，除了跟你一樣抱怨出現月亮臉、水牛肩外，最常聽聞的就是「體重上升」。沒錯！若我們將人工合成的皮質醇加入體內會導致體重增加，那身體自己分泌的皮質醇當然也可能造成一樣的效果。

甲狀腺

　　除了皮質醇與肥胖有關外，甲狀腺低下也與肥胖息息相關（許多女性個案，平白無故地承受長期的發胖，搞了半天原來是甲狀腺低下作祟，無辜的她們長年來自我給予極度嚴格的飲食控制與高強度的運動治療，可惜體重控制卻不見起色），但當我們用營養、藥物等方式提供甲狀腺支持，讓指數回復到健康狀態時，通常體態也會輕盈不少。而甲狀腺本身，就是屬於荷爾蒙，看來我也不需要再強調它與肥胖的關聯了！

胰島素

　　最後一個與體重有關聯的荷爾蒙就是「胰島素」，也是此章節的重點。同樣的，我先用上面的假設讓你思考胰島素是否會導致肥胖？（提醒：上方假設「一個荷爾蒙加入體內會導致體重增加，那這個荷爾蒙就應該與導致肥胖相關」。）我們都知道，當糖尿病病人血糖控制不穩定時，醫生會改用注射胰島素的方式來治療血糖問題，胰島素在糖尿病治療中占著重要的角色，它很常被用於治療第一型或第二型糖尿病。第一型糖尿病，由於胰島素的分泌細胞被摧毀，身體只能產生微量的胰島素，因此病人終身只能依靠注射胰島素生活。第二型糖尿病，則是在血糖控制極度困難時（例如糖化血色素過高，但明顯病人血糖仍然控制不佳），醫師最後一個選擇就是使用胰島素針劑治療。然而，臨床上聽過許多民眾不喜歡注射胰島素，其中一個原因就是**擔憂長期注射胰島素會導致「體重上升」**，換言之，我可以大膽假設：「胰島素會導致肥胖」，這個結論當然也就呼之欲出。

　　當然，我們都知道肥胖與糖尿病之間存在著密不可分的關聯，在糖尿病治療中，其中幾種原理就是與胰島素有關

的，利用讓身體的胰島素濃度上升（或提高胰島素敏感性）的糖尿病口服用藥讓血液中的血糖下降（這邊有點複雜，你大約只需要了解到，這些藥物的作用就是直接／間接讓血液中的胰島素濃度上升），在臨床上也會發現，這些類型的藥物得到一樣的結論。[3]

例如，磺醯尿素（sulfonylureas, SU）是一種利用刺激胰島 Beta 細胞分泌更多的胰島素，來達到血糖降低效果的藥物；另一種血糖藥物噻唑烷二酮類（Tiazolidindioni），則是胰島素增敏劑，藉由提升胰島素敏感性，將血液中的血糖帶入細胞內，進而降低血糖。它們用於臨床病人的原理是透過直接／間接的**胰島素上升**，讓血液中血糖濃度下降，也發現許多使用此類型藥物的個案會產生**體重上升**的副作用。

我相信對於控制糖尿病的觀念許多人都懂，不致於讓它惡化的方法很多，例如：規則用藥、進行飲食組成改變等，然而很大的重點之一（許多新陳代謝科醫師、營養師也會反覆提醒的），就是「**控制體重**」！

體重不要上升，就是控制糖尿病其中一項身為病人重要的任務。使用藥物當然是希望疾病能得到控制，然而上述

　　　　其實你胖得很冤枉

藥物（注射型胰島素、口服磺醯尿素或口服噻唑烷二酮類）是否可能會造成個案的體重增加，無形中也讓治療糖尿病的任務更加難以完成？這的確值得我們好好研究。

為什麼要使用這樣的藥物？其實一切源頭要回溯過去，很有可能是我們一開始就不夠了解糖尿病形成的致病機轉。因此過去才會不斷地跟病人、個案衛教，糖尿病是個慢性疾病，確診後你將一輩子與這個慢性病共存，你能做的最多只是與疾病和平共處或延緩疾病惡化。然而這樣的觀念（糖尿病是個終身慢性疾病），我已經很少在門診中跟病人提起。

為什麼呢？**糖尿病其實就是胰島素阻抗長期置之不理、衍生到惡化的疾病**，換言之，若我們能提前好好掌握「糖尿病前期的初期」（也就是所謂的胰島素阻抗時期）的治療，透過個案本身對於這個疾病（其實我比較傾向將它稱為一個現象）能夠完整了解，願意好好配合治療，以及徹底改變行為模式、飲食模式等。

糖尿病可以不是一個慢性疾病，相反的，症狀可以被逆轉、藥物可以被減輕，當然最重要的關鍵是「自己」，如果你願意積極配合並且改變，任何時機都不算太晚。

胰島素阻抗機轉 —— 舊理論 v.s 新概念

在提這個觀念前，我想先分享一句從事醫療行業時間越長就越放在心上的一段話。這是諾貝爾醫學獎得主阿瑟 · 科恩伯格（Arthur Kornberg）曾經說過的：

「Half of what we know is wrong, the purpose of science is to determine which half.」

（現代對於醫學及科學的了解，再過 10 年 20 年後可能有一半被推翻；而我們繼續努力科學研究的目的，就是要去了解另外一半的真相。）

我們並不排斥現階段對於醫療上的了解（因為這些是花了好幾百年的時間去架構出來的完整醫療結構），但不可諱言的是，可能還有許多我們過去推測錯誤，或是我們不明白的醫療真相。**永遠保持對醫療真相充滿探險精神的心情，你才有可能更靠近真相！**

我將從胰島素阻抗的面向，跟大家聊聊過去我們在醫療上對於此疾病的理解，有可能就是阿瑟・科恩伯格所提到的「Half of what we know is wrong（過去醫療推測錯誤的那一半）」。

胰島素阻抗是開啟多種疾病序幕的惡魔之鑰

我在門診時常遇到病人被診斷胰島素阻抗，多數人第一次聽到胰島素阻抗都是一臉疑惑：「胰島素阻抗算是疾病嗎？」其實嚴格說來，**胰島素阻抗比較像是一個現象、一種疾病的前期，我會把胰島素阻抗稱為一把「魔鬼的鑰匙」**，若你的身體出現這把鑰匙，就可能打開代謝症候群、糖尿病、多囊性卵巢症候群、肥胖的門。換言之，最好身體不要有這把鑰匙，否則你離疾病的距離就很近了。

醫學界一直知道這樣的現象（就是胰島素阻抗代表著血糖升高或胰島素升高），胰島素阻抗其實是很早以前就提出的概念，然而身體到底如何產生胰島素阻抗的真正原因，過去醫學仍未確定。由於它是個血糖進入不了細胞的一個微小現象，我們是透過「推測機轉」的方式來猜測這個現象發生的原因。早在 1988 年，美國糖尿病學會對胰島素阻

抗就給予過定義：「外源性或內源性胰島素對身體的刺激有不足的現象，即身體無法有效的利用胰島素，使得血糖無法進入細胞被利用而滯留在循環中。」[4]

我把上面的定義說得更白話，**過去**認為胰島素阻抗的主要原理叫**「鎖鑰假說」**（Lock and key theory）。簡單來說，胰島素是一把鑰匙的角色，它可以協助開啟讓血糖進入細胞的門，胰島素阻抗是指細胞間不知發生什麼原因，這把鑰匙與門鎖的契合度變差了，於是血糖無法進入細胞內，被堆積於細胞外，造成血液中血糖濃度上升。這個理論乍看相當有道理，因為門鎖壞了，於是有更多胰島素站在門口想打開這扇門、血糖因進不去細胞而流動到血液中，然後我們監測到血糖的上升。

但其中出現一個小矛盾，我們一起腦力激盪一下；若血糖無法進到細胞內被利用，理論上細胞內會因為長久缺乏血糖，而出現一種叫作**「細胞飢餓」**（internal starvation）的現象。換言之，若細胞長期都在血糖無法進入的狀況中，理論上罹患病人應該會是面黃肌瘦的樣貌。然而胰島素阻抗其實常在糖尿病前期的患者身上發生，你不妨試著想想看身邊有罹患第二型糖尿病的朋友們，他們面黃肌瘦嗎？

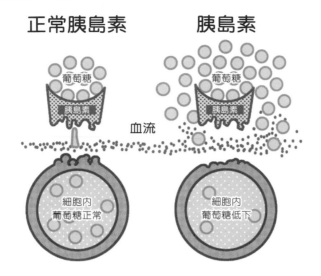

過去的理論：「鎖鑰假說」

正常胰島素

葡萄糖

胰島素

細胞内
葡萄糖正常

胰島素

葡萄糖

胰島素

血流

細胞内
葡萄糖低下

胰島素就像一把鑰匙，協助開啟讓血糖進入細胞的門，當這把鑰匙與門鎖的契合度變差了，血糖無法進入細胞內，被堆積於細胞外造成血糖濃度上升，這種現象就稱為胰島素阻抗。

相反的，多數的第二型糖尿病患者體型以肥胖居多，到此你可能已經開始對鎖鑰假說感到懷疑了。

　　或許你會反駁：「沒錯啊！很多罹患糖尿病的人最後體重真的有減輕啊！」這種體重減輕並非胰島素阻抗所造成的，這個現象往往血糖已上升到被診斷為糖尿病了（糖尿病診斷條件之一就是空腹 8 小時以上血糖 ≧ 126 mg/dl）。當

血液中的葡萄糖太多時，就會溢出到尿液當中（若檢測尿液就會發現尿糖），這才是這種階段造成體重下降的原因。然而，我們說的時機點是早在這個之前，血糖、胰島素只有輕微上升時。

新的理論：「溢出現象」

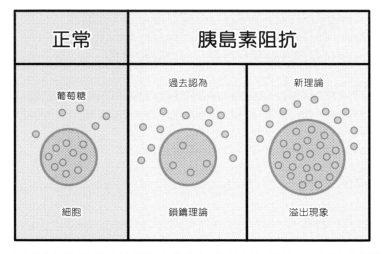

若血糖無法進到細胞內被利用，細胞內會因為長久缺乏血糖，而出現細胞飢餓現象。反之，當血液中的葡萄糖太多時，就會溢出到尿液中，最終形成糖尿病。

胰島素阻抗新概念的革命

這幾年間我們重新詮釋了胰島素阻抗，而這樣新的詮釋，在臨床上甚至發現可能帶給罹患糖尿病患者新的契機。換言之，糖尿病「不一定」會是慢性疾病，它有機會被逆轉！這個理論叫「溢出現象」（Overflow Phenomenon）。我喜歡把胰島素阻抗用較具體的情境來解釋，讀者比較容易理解。我們可以把「血糖」想像成「水」；把「杯子」想像成「細胞」；把杯子外面的「外在空間」想像成「血管」，如果我們持續將水倒入容量有限的杯子裡，滿出來的水就進到外在空間也就是血管中，這也就是所謂的胰島素阻抗溢出現象。所以當大量的水（血糖）倒進杯子（細胞），杯子（細胞）承載不了更多的水（血糖）時，水會溢出杯子外，此時水就會開始在杯子外空間累積（血液中的血糖開始上升）。

舉個容易想像的例子來說：某位年輕 OL 上班族，她特別喜歡喝含糖飲料跟蛋糕，甜滋滋的蛋糕和那杯冰涼爽口的手搖飲是她一天幸福的開始。因為她總是忙著辦公，一不小心就錯過午餐。於是她找到一個聰明的方式，讓她既不會挨餓又不會影響工作效率。她在辦公桌上擺滿各式各

樣的手工餅乾、小點心，「如果我肚子餓，只要吃一小塊點心就可以果腹了」。她雖然沒吃午餐，卻把手工餅乾一口接一口的吃進肚子裡，覺得既省時又方便，而且還可以挑她愛吃的，於是這樣的習慣就持續了好幾年。

請模擬一下身體在這樣飲食習慣改變下的變化；她把自己的飲食從一日三餐改成少量多餐，但是她選擇的食物是蛋糕與餅乾這種精緻澱粉，容易使血糖上升，她肚子餓就吃幾塊餅乾，於是身體經過吸收後血糖大幅度竄升，而這樣的循環在一天裡會經歷多次。當血糖上升、胰島素會幫助血糖進到細胞內，然而細胞容量有限，當血糖持續想進入細胞內而細胞滿載，於是「溢出」到血管內。初期由於她血糖快速上升下降，下降時讓她感到疲倦、嗜睡，甚至焦慮，於是需要靠更多的精緻澱粉讓血糖再度快速上升，在短期內血糖與心情得到滿足。

若長期讓自己處於這樣的狀況中，身體會進入一種惡性循環，如果細胞內的血糖沒找到一個適當的機會排除掉，直到細胞真的超載到不行時，身體就會出現溢出現象，此時如果抓這個人來檢測血糖跟胰島素的指數，恐怕胰島素阻抗早就已經找上門了！

為了讓大家一次搞懂，我再用捷運站來舉例（如下圖所繪）：你可以把「**捷運車廂**」想像成「細胞」，準備上車的「**乘客**」想像成「血糖」，引導乘客進入車廂內的「**領導員**」則是「胰島素」，而整個捷運站就如同我們的「血管」。

當我們進食後血糖開始上升（情境：捷運站來了一批新乘客），這時候領導血糖進入細胞內的胰島素開始上工（情境：領導員開始安排乘客進入車廂），因為車廂尺寸有限，當乘客已經塞滿車廂時，身體就派出更多的領導員來（這時候驗血液中胰島素則開始上升），若車廂真的塞太滿，乘客就只能在外頭等候（這時除了胰島素濃度上升，可能連血糖濃度也開始上升），因此衍生出胰島素阻抗或糖尿病這類疾病。

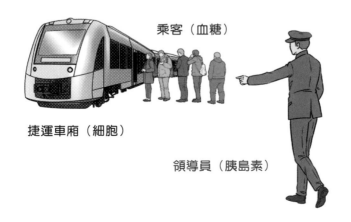

乘客（血糖）

捷運車廂（細胞）

領導員（胰島素）

相信去過東京的人，都曾經感受過地鐵站人山人海的人潮，尤其是熱門景點一到上下班時間，捷運站就會塞滿下班通勤回家的人們，因為人真的太多了，鐵路公司甚至為此設有「地鐵助推員」的職位，且時薪高達 1500 日圓（約新台幣 420 元）。而「地鐵助推員」的任務就彷彿身體的胰島素，努力將超載的乘客（血糖）推入車廂（細胞）內，當乘客過多時，地鐵助推員（胰島素）派遣人數就要應變上升，此時胰島素阻抗就出現了！然而，若我們持續強迫乘客進入車廂，車廂總有一天會超載、承載不了那麼多乘客，乘客則停留在車站（血管）內，這時候我們就會在血液中發現血糖濃度上升，糖尿病應運而生！

　　我上述的「溢出現象」概念，其實並不新奇，相反的，幾年前國外幾位醫療學者，例如醫師傑森・馮（Jason Fung）、醫師大衛・安文（David Unwin）、醫師莎拉・哈爾貝格（Sarah Hallberg），早就開始倡導這樣的理念。

　　為什麼這樣的概念要被推廣？因為倘若這樣的理念正確無誤的話，肥胖與糖尿病就不再是一種慢性疾病，相反的，只要你肯努力，它是有可能被逆轉的，我們可以不再因被宣告糖尿病而需要一輩子與藥物為伍。現在我要很興奮地

　　　　　　　　　　　　　其實你胖得很冤枉

告訴你，我已經在門診中成功治療許多案例！甚至有些糖尿病患者，在經過自己長期的努力，血糖的藥物可以減量了。但還是要提醒大家，這些治療成功的患者在過程中仍然聽從原醫師的處方服用糖尿病藥物，只是隨著他們的努力不懈，搭配一些方式是有可能讓藥物減量的。

胰島素阻抗不只影響血糖，還可能影響你未來的記憶力

講到這邊，我還是要苦口婆心的提醒一下，相信在閱讀此書的你確實會對於自己肥胖的問題感到困擾，並且有想要解除肥胖的動力。但我也相信你身邊可能有一些人，他並不會對自己的肥胖或糖尿問題感到困擾，甚至根本不想要處理這個問題。千萬不要忽略血糖過高、胰島素過高對身體的危害，它可能會影響未來的記憶力。

我曾在門診中遇過一位病人，她是退休公教人員，退休後一直過著清閒的日子，但她總感覺自己體重一直不斷上升。即使是退休後的女人，仍想要瘦瘦的穿著美美的衣服，於是她來到我的門診，我依照往例幫她做了胰島素阻抗的

篩檢。我先稍微說明一下，有些人會自行去檢測自己的空腹胰島素濃度，倘若檢驗報告上寫著低於 25mIU/L 屬於正常，但實際上我建議不要將 25mIU/L 當作規範標準，由於胰島素阻抗是一種比糖尿病更早期出現的現象，我們在看待它時會用比看糖尿病更嚴格的標準來檢測，我們發現**最佳空腹胰島素濃度大約在** 2~10 mIU/L ，因此當我自己在幫門診病人做胰島素阻抗篩檢時，對於 ≧ 10 mIU/L 以上的個案，我都會開始留意。這個病人空腹胰島素指數高達 48mIU/L，用簡易的 HOMA-IR（胰島素阻抗值）下去計算，指數為 8.7（屬於相當嚴重的胰島素阻抗），然而最可怕的是她血糖指數完全在正常範圍內，因此當然沒有任何檢驗單位會通知她要開始注意調整血糖問題。

由於她屬於非常典型的胰島素阻抗，於是我開始給予她建議的治療方針。起初我以為她沒有意願配合治療，因為每次交代她的回家功課都沒有如期完成（甚至可以說，她幾乎都沒有執行），儘管她的體重沒有增加，但當然也沒有減少。就算如此，她仍會固定回診，所以我們成為朋友，時常會聊近況。不知道從哪一天開始，她常跟我抱怨先生說：「不知道是我真的變笨了，還是我先生其實沒有跟我說？他最近

老抱怨我記憶力下降了。」有時候老夫老妻吵架是正常的，起初我會安慰她，但當我發現每次門診都聽到一樣的內容，甚至她先生抱怨她記憶力下滑的情況越來越頻繁，直到某天她離開門診前，努力把所有我交代的事情都寫下來，但走出門診卻忘記把這張筆記帶出去，我才認真意會到她記憶力可能真的出現問題！

緊接著我們會診神經內科，在一連串的檢查後被確診為失智症（阿茲海默症），她開始進行相關治療，儘管她覺得記憶力、反應能力開始回升，但我仍然持續不懈地提醒她一定要好好執行減重計畫。我可以從她的反應感受到不解：「如果我現在已經生病了，為什麼醫生還要我減肥？」因為這兩個問題可能互相牽連、惡化啊！

阿茲海默症，近年來多了一個稱號**「第三型糖尿病」**，其實之前就有發現糖尿病是失智症的一個重要危險因子，甚至曾經有人做過統計，阿茲海默症的患者中有高達 80% 罹患糖尿病。當然我們知道糖尿病患者會使得心血管循環不佳，這可能是引發阿茲海默症的原因之一。然而，某些研究假設中，甚至發現阿茲海默症與血糖間的關聯，甚至追溯到糖尿病前期的胰島素阻抗，就可能已經會影響這個

疾病的發生了。

　　阿茲海默症患者在進行腦部檢查時，被發現腦部比一般人多了許多 β- 澱粉樣蛋白斑的沉積，因此在許多關於阿茲海默症的醫療研究中，研究人員極度重視如何排除這些澱粉樣蛋白物質。但其實這種澱粉樣蛋白是我們腦袋中原本的一種代謝物質，我們有正常的生活作息、代謝，它是可能被清除的，身體分泌一種叫「IDE（insulin degrading enzyme）」的酵素來消除 β- 澱粉樣蛋白斑（amyloid plaque），相信你從 IDE 字面上來看，不難理解它是幫助胰島素降解的酵素。阿茲海默症的生成是不正常蛋白長年累積的結果，倘若胰島素在血液中活躍上升，身體這種自動清除 β- 澱粉樣蛋白斑的酵素（IDE），因花費大部分的力氣在清理胰島素，則可能無法清理 β- 澱粉樣蛋白斑，久而久之造成 β- 澱粉樣蛋白斑沉積上升，進而導致失智症發生機率上升。

　　當然胰島素阻抗與阿茲海默症之間的關聯，仍需靠更多的文獻證實它的相關性，但我們不妨去回想身邊總有一些高齡 80、90 歲的長輩們，他們頭腦清晰、行動自如、談吐如青年，大多數是身材體重保持得較勻稱，甚至較瘦的人。

因此它們之間確實可能存在關聯，儘管還需要時間驗證，但至少我們了解，阿茲海默症是個相當複雜的腦部疾病，現在醫療先進，我們仍認為它屬於非常難以控制的慢性疾病。一旦罹患此疾病，一家人都會陷入照顧者、被照顧者的辛苦循環中，若從預防醫學的角度來看，我們能為自己或身邊長輩們先做什麼，那就是將體態控制好、多運動，甚至減輕因為胰島素阻抗造成的肥胖問題，也算是替自己或長輩未來可能罹患失智症的機會，拔掉一點風險因子。

資料來源：

1 Energy Expenditure Responses to Fasting and Overfeeding Identify Phenotypes Associated With Weight Change.Schlögl M, Piaggi P, Pannacciuli N, Bonfiglio SM, Krakoff J, Thearle MS Diabetes. 2015 Nov; 64(11):3680-9.

2 Role of nonexercise activity thermogenesis in resistance to fat gain in humans.Levine JA, Eberhardt NL, Jensen MD Science. 1999 Jan 8; 283(5399):212-4.

3 Persistent metabolic adaptation 6 years after "The Biggest Loser" competition. Fothergill E, Guo J, Howard L, Kerns JC, Knuth ND, Brychta R, Chen KY, Skarulis MC, Walter M, Walter PJ, Hall KD Obesity (Silver Spring). 2016 Aug; 24(8):1612-9.

4 American Diabetes Association:Consensus Development Conference on Insulin Resistance. Diabetes Care. 1998; 21(2): 310-4.

5 Hyperinsulinemia: a Cause of Obesity? Curr Obes Rep. 2017; 6(2): 178–186.

無辜的肥胖：甲狀腺低下

除了吃藥以外，你其實能為甲狀腺多做點什麼！

千萬別小看身體的任何一個荷爾蒙！我說過與肥胖直接相關的荷爾蒙有三個：皮質醇、胰島素、甲狀腺，其中甲狀腺系統掌管我們每天的新陳代謝，你可能聽過「甲狀腺機能亢進」，罹患這種疾病的人可能會經歷心跳過快、緊張焦慮、失眠等現象，這些都是新陳代謝速度加快的表徵；相反的，甲狀腺低下可以理解成新陳代謝速度變得較為緩慢。許多人在經歷甲狀腺低下後，醫生可能會開甲狀腺素（Eltroxin）並告訴你：「一輩子吃甲狀腺素吧！」於是你定期追蹤指數，每天吃一顆甲狀腺素。基本上醫師給的指令沒有太大的問題，只是你可能不知道，我們還能為甲狀腺多做點事，而這些看似小事的作為，卻可能是決定你體重是否下降的關鍵！

我們先來看以下個案：

她是一位身材穠纖合度的少婦，我壓根沒想到她會想減重，穿著運動上衣搭配貼身瑜伽褲仍掩蓋不了貴氣，原來是朋友介紹她來的（她的朋友來門診諮詢後，透過自我調整瘦了一大圈，於是讓身旁的一群貴婦朋友興奮極了，也想要趕緊做調整）。這位少婦開心的跟我分享她朋友（也就是我的病人），聽從我建議執行而讓體重順暢瘦下來的神奇故事後，依樣畫葫蘆的執行我建議的方式，但卻不見效果，於是決定自己來掛我的門診，聽聽看我的意見，同時也想知道為什麼自己瘦不下來。

　　「你可能不是瘦不下來，是你本來就很瘦了啊！」我看著她勻稱的身材，實在不覺得她需要減重。我希望能幫上忙的減重病人，是那種過度嚴重肥胖或身體有嚴重潛在疾病，需要被醫生發現並且進行治療的個案，而眼前這位美少婦就像是人生勝利組，身上根本看不到「肥胖」痕跡，我寧可將時間花在更需要被照顧的病人。當我把滑鼠移到「退掛鍵」上方時，「醫師拜託！我真的很困擾！」她突然急了，抓住我的左手臂，我從這舉動感受到似乎有些迫切的事情真的困擾著她。於是，我們都同意先進行檢查，倘若檢查真的沒有什麼問題，而她想的是瘦成模特兒身材的話，那就是她對自己太挑剔了，我幫不上太大的忙。

幾週後她回診看報告，意外發現自己原來有甲狀腺低下的問題，甲狀腺低下可能輕微，可能嚴重，而她是屬於嚴重低下的個案。甲狀腺低下往往有許多可能原因，有些年輕女性會得到甲狀腺低下是因自體免疫的橋本氏症候群導致，但她並沒有這樣的狀況。她在治療過程中相當耐心的跟著我共同審視自己的身體狀態，後續我讓她補充維生素 D、礦物質鋅、礦物質硒，並要求在這段期間盡量減少壓力負荷，大約 3 個多月後回診時，體重已減少 1.5 公斤左右。

　　雖然體重並非減少很多（使用營養方式去支持本身缺乏的甲狀腺機能需要一些耐心），再次回診時，她才告訴我很多先前沒有說的事，原來她跟先生本來是人人羨慕的神仙眷侶，沒想到先生從某天開始對她很沒耐心，總是若有所思。因此她開始懷疑先生有外遇，花了數月想找證據，也檢查先生的手機、電腦、郵件，但都找不到，結果把自己搞得身心俱疲，先生的態度卻依然故我。某天早晨，當她刷牙洗漱時，突然驚覺「原來她變醜了！」（這是我轉述她當時說的話，其實她一點都不醜！）她覺得自己的皮膚變得粗糙、蠟黃、月經沒來、發胖、浮腫，整個人就像一顆洩了氣的皮球，當下唯一在她腦海中冒出的念頭就是「減肥」！

她立刻報名有氧運動課程、上健身房，每天花上 1 ～ 2 小時瘋狂踩飛輪、跑步機，連續上 2 堂有氧運動舞蹈，把自己搞得精疲力竭，然而體重卻 1 公斤也沒掉。此時正好遇上也在健身房運動的朋友（就是介紹她來看診的人），在這樣的契機下來到我的門診。這 3 個月在她身體發生的改變，讓她驚覺當時的皮膚變得粗糙、蠟黃、月經沒來、發胖、浮腫、異常疲倦跟身體沉重感，原來都可能跟甲狀腺低下有關（經過調整後，她氣色變好、浮腫變少、皮膚的粗糙與蠟黃不見了，甚至連髮質都變得不一樣了）。而且好事成雙，她心中的大石是懷疑先生外遇，最終謎底揭曉，原來是身為公司負責人的先生，那段時間面臨很大的財務問題，必須做出緊急處置跟調度，但先生不想讓老婆孩子擔憂，便一肩扛起所有壓力，也因此雖然人在家裡，但頭腦不停擔憂金錢週轉。現在事情解決，一家人恢復到原本的幸福快樂。

這個個案很可能是壓力引發一連串甲狀腺低下與肥胖問題的典型表現，我猜當時先生對她的不耐煩跟那段時間終日神經兮兮想找外遇證據，讓她身心都承擔很大的壓力，有時高壓是會暫時性抑制甲狀腺，進而使甲狀腺功能低下，

接著身體會開始出現一些症狀。在我的臨床經驗中發現，很多暫時性甲狀腺低下的人在還沒發現前根本不知道自己的甲狀腺出問題，只覺得渾身不對勁！有些人會拚命地求診，有些人則與這些症狀和平共處，其中幸運的人甲狀腺機能回復正常就可以正常生活，可惜的是並非人人皆如此，有些人則會掉進壓力、甲狀腺、肥胖的惡性漩渦。

如何知道自己的甲狀腺是否出了問題？
——甲狀腺低下自我檢測

相信很多人都聽過甲狀腺亢進這個名詞，甲狀腺素是一個內分泌系統，由身體的甲狀腺腺體分泌（甲狀腺住在我們脖子前方，隨著吞嚥動作你可以摸到在喉嚨上下移動、對稱的兩塊軟組織，形狀有如蝴蝶一般，包覆住我們的氣管）。正常甲狀腺在身體所扮演的角色是關乎生命且重要、不可或缺的，它掌管體內新陳代謝、生長及發育諸多功能。身體很多器官的新陳代謝都會受到甲狀腺的影響（包括：心臟、肌肉、眼睛、骨骼、皮膚、情緒等），這也解釋為何甲狀腺指數一旦浮動時（不論是亢進或低下），我們就會感覺渾身不對勁，但因為它不會痛，所以許多個案並不

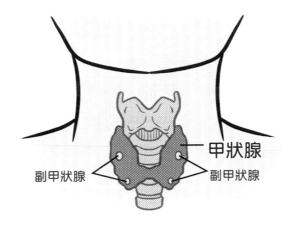

甲狀腺

副甲狀腺　　　　　　　　　　　　　副甲狀腺

會立刻發現問題。

　　如何知道自己的甲狀腺出問題？誠如前面所提，甲狀腺掌管的新陳代謝運用在許多器官上，因此它的症狀可能從頭到腳影響全身。**甲狀腺亢進**通常較為顯著（很多個案覺得心悸異常、特別焦慮、容易失眠前來求診，立刻發現症狀開始治療），但甲狀腺低下並不像亢進的症狀那般顯著，所以我才會形容**甲狀腺低下**的發生往往是「靜悄悄」的來，特別是亞臨床甲狀腺功能低下（Subclinical Hypothyroidism）更是如此！病人只是常覺得身心疲倦、使不上力，這時候

出現的肥胖症狀，就常被解讀成「因為這段時間特別發懶，才胖起來了！」而且很多因此肥胖的病人，當甲狀腺低下問題解決時，常常會感到無比輕盈跟精神振奮。因為許多個案過去沒做過這個指數的檢測，因此我們也很難推測他與甲狀腺低下共處多久了，只能對這些無辜的肥胖個案說聲：「你真的辛苦了！」

檢視甲狀腺低下

附上簡單的自我評量，從中找出你是否有甲狀腺低下的問題，如果**勾選超過3個以上**，表示你可能已經出現甲狀腺低下，要特別小心！

□ 思考力減退、記憶力下降	□ 容易怕冷
□ 聲音沙啞、低沉	□ 容易感覺疲倦
□ 心臟脈搏減弱	□ 四肢浮腫
□ 覺得腸胃蠕動、消化慢	□ 體重增加
□ 容易便秘	□ 嗜睡
□ 膽固醇指數異常	

甲狀腺低下的原因

「我的甲狀腺為何會低下？」這是每當我的病人檢測出甲狀腺低下時的第一個問句。「問得好！」當身體的任何器官出現毛病跟異常時，你確實必須問問自己，是什麼造成你現在的身體狀況。甲狀腺是一個敏感的組織，它會偵測到周圍的微小變化進而產生求救訊號，因此造成甲狀腺亢進或低下。這章主要想談的是與肥胖相關的甲狀腺低下，因此我只針對甲狀腺低下原因分析。特別提醒，當你身體出現問題時，絕對不要只想著去補充它！（我相信許多人都覺得甲狀腺低下，補充甲狀腺素應該就夠了），一定要回頭矯正誘發疾病的根本問題，否則當你開始不補充甲狀腺素，可能甲狀腺低下又重新找上門，甚至更加惡化。

分析甲狀腺低下的原因之前，我們先透過一張簡單的圖片讓大家了解甲狀腺合成的過程。甲狀腺素（T4〔四碘甲狀腺素〕或 T3〔三碘甲狀腺素〕）主要是透過甲狀腺腺體所分泌，最終需要轉換成 T3 才能在身體裡被運用。因此，阻斷甲狀腺低下的原因（我指的不只是指數變化，還須考量甲狀腺素是否能有效地在細胞內運用），有可能是：

① 讓甲狀腺腺體無法分泌甲狀腺素

② T4 無法轉換為 T3

③ T3 無法有效的被細胞利用

甲狀腺低下的原因

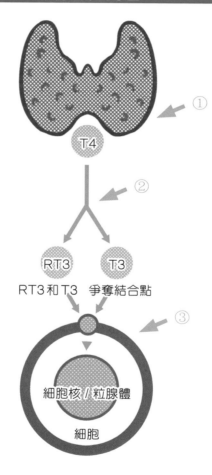

下面的可能原因，分別環繞著這三個部分來解釋。

A．感染：感染以及病原體

當身體受到感染而引起發炎時，就會促使身體分泌**細胞激素（cytokine）**，而細胞激素本身會抑制 T4 轉換為 T3 的過程，因此若身體潛在感染問題，務必著手解決！此外，有些研究發現特定的病毒、細菌或寄生蟲感染，會造成自體免疫型態的甲狀腺低下，也就是所謂的橋本氏甲狀腺炎（Hashimoto's thyroiditis），這些感染源包括：人類疱疹病毒第四型（Epstein-Barr virus, EBV）、小腸結腸炎耶爾森氏菌（Y. enterocolitica）、萊姆病（Lyme disease）、人芽囊原蟲（Blastocystis hominis）。

B. 乳糜瀉（celiac disease）：與飲食中含麩質食物有關

乳糜瀉是一種食入麩質（例如：大麥、小麥、黑麥、燕麥的蛋白），造成腸絨毛損傷、腸漏現象的特殊疾病。有許多研究發現乳糜瀉患者會有較高機率發生自體免疫甲狀腺疾病（AITD）。由於這種疾病的特性與食入麩質有關，因此避開麩質類製品是首要之務。

C. 毒物及重金屬

　　生活便利伴隨而來的是許多的毒物汙染，<u>甲狀腺是敏感的組織，它的低下被發現可能與一些毒物中毒有關</u>。例如：**戴奧辛**（Dioxin）、**多氯聯苯**（Polychlorinated Biphenyl, PCB）、**氯**（Chlorine；它會與碘離子拮抗，而輔助甲狀腺合成重要的營養元素之一就是「碘」）、**重金屬鎘**（Cadmium）、**鉛**（Lead）。當你找遍各種造成甲狀腺低下的原因，卻苦無解答時，那就要小心毒物汙染了！

D. 壓力

　　這是臨床上最常見到造成甲狀腺低下的原因之一，壓力分泌的皮脂醇與甲狀腺同屬於荷爾蒙系統，因此當然會互相牽連。壓力可能使腦下垂體分泌促使甲狀腺激素（TSH）下降、甲狀腺體分泌甲狀腺素（T4 跟 T3）下降、T4 轉換成 T3 過程減少。簡單來說，<u>倘若長久處於龐大壓力情況下，可能在所有協助甲狀腺成功合成機轉的每一個關卡中卡住</u>！因此當我發現一個現在存有甲狀腺低下問題（但過去沒有甲狀腺問題）的個案，我常請他們回想前段時間是否身心正處於高壓狀態。若答案是肯定的，治療甲狀腺低下

的首要目標就是正視壓力問題，必須想辦法減緩甚至排除。
（排除壓力的方式可以參考〈高壓文明病：現代人肥胖的
頭號殺手〉章節，詳見第 069 頁）。

E. 飲食與營養

　　當你發現患有甲狀腺低下時，請先不要緊張！其實我
們有很多可以自我檢視、自我處理的方式，從飲食與營養
著手調理就是相當簡易的方法。飲食選擇上，反倒是要先
提醒使用「極低熱量卡路里（VLCD）」減重的人（極低熱
量卡路里也稱為極低熱量飲食，是針對每日身體所需熱量
提供低熱量來進行減肥，每天熱量攝取極限壓低至 400 ～
800 大卡）；我們常在新聞、網路上看到有些名人明星會選
擇單一食物減重法、喝水法等，其實你仔細去拆解這些減
重法的背後，不外乎與低熱量卡路里有關。極低熱量卡路
里減重依照總卡路里減重原理來看，不失為一個快速減重
的方式，但在我過往看診經驗中發現，快速減重一定伴隨
一些後遺症，其中一項就是**長期執行極低熱量卡路里的人，
往往會被發現甲狀腺低下**，而甲狀腺低下又會讓我們的新
陳代謝更慢。換言之，當你透過這種方式減重時，過程中

降低的新陳代謝率，在你回復正常飲食後的總卡路里「相對高於你一日所需」。這就是為何有許多利用這種方式減重的人，一停止後就立刻復胖（甚至復胖到超過減重前的體重），這種減重方式雖然快速，但復胖的速度更快，因此我相當不推薦！

補充營養元素：維生素A、維生素D、礦物質鋅、礦物質硒、礦物質鐵、礦物質碘

　　甲狀腺素需要靠身體提供適當的材料，才能順暢的製造合成。其中一些營養素或礦物質跟促進甲狀腺腺體分泌甲狀腺素有關，有些營養元素是透過支持合成甲狀腺素過程中所需要的「酵素」，得以讓甲狀腺素的合成過程順暢進行。以下分別介紹這幾個與甲狀腺有關的關鍵營養元素：

維生素A：

　　可幫助T3有效利用、進入細胞。

補充注意事項

　　在功能營養醫學門診中可透過檢測，得知你身體是否

缺乏維生素 A（「抗氧化維生素 A、C、E 及 Q10」檢測），再給予補充。但一般人並不知道自己身體的維生素 A 濃度，因此我不建議你大量補充維生素 A。由於維生素 A 是脂溶性的維生素，過量補充可能會在體內累積，嚴重時更可能造成眼睛、骨骼、血液、皮膚、肝臟、中樞神經、生殖泌尿系統傷害，有些人超量服用維生素 A 會出現頭暈、嘔吐、皮膚受損等現象。在你不確定自己是否缺乏維生素 A 時，我比較建議使用相對安全的「食物攝取」方式補充。

食物挑選

- 豬肝或其他動物內臟（偶爾攝取，但不要大量）
- 鰻魚／鯖魚／鮭魚
- 綠色、橘紅色或黃色蔬菜（例如：綠色花椰菜、胡蘿蔔、南瓜）
- 水果類：哈密瓜、芒果、木瓜、甜瓜

維生素D：

可幫助甲狀腺體合成甲狀腺素；同時針對自體免疫甲狀腺疾病（AITD）也有助益。

對一般人而言，選擇「非活性維他命 D」的維生素 D 類型產品是較適合的選擇，台灣衛生福利部國民健康署所建議的「國人膳食營養素參考攝取量」一日維生素 D 攝取量約落在 400~600IU，而坊間能買到的維生素 D 最高單位是 800IU。但國外並未設限，所以可以買到超過 800IU 的維生素 D（甚至看過一顆高達 10,000IU 的維生素 D），不過維生素 D 的攝取並非越多越好，因此不要存有「劑量越高越好」的迷思！血液中維生素 D 濃度過高（超過 100ng/ml）反而對身體不利！

我在門診中會抽血檢查個案維生素 D 的濃度，倘若缺乏者會給予補充，我的經驗是，若能**將血清 25-OH 維生素 D 濃度保持在 50~80 ng/ml，最有利於身體機能運作**。

- 多曬太陽
- 食物：魚類、牛奶、蛋、香菇（尤其是曬乾的香菇，乾香菇比一般新鮮香菇多了 2 ～ 3 倍）

礦物質鋅：

是許多酵素與甲狀腺受體的重要調節營養因子，它參與了甲狀腺腺體分泌甲狀腺素過程、T4 轉換為 T3 過程、T3 於細胞中利用過程。因此每當有甲狀腺低下的個案，我常會檢測血液中礦物質鋅的含量，並於缺乏時給予補充。

鋅這種礦物質在營養調整領域一直扮演著重要角色，與超過 300 種酶的活性相關，臨床上在調整免疫、味覺嗅覺下降、過敏問題，甚至連甲狀腺素合成，都是關鍵要素。

補充注意事項

市面上常見的有硫酸鋅、葡萄糖酸鋅、螯合鋅、鋅酵母。兼顧安全性、吸收率和生物利用率的前提，我在臨床上是使用**鋅酵母補充劑**型態。

食物挑選

- **動物性蛋白質**的含鋅量高（例如：生蠔、牛肉、豬肉），但若從海鮮攝取，要特別留意新鮮問題，以及有無重金屬汙染疑慮。
- 其他非動物性選擇：南瓜子、小麥胚芽、堅果類

礦物質硒：

是一個與甲狀腺高度相關的微量元素，甲狀腺腺體合成與 T4/T3 間轉換皆需要。這是一種非常特殊的礦物質，某些研究發現它與降低癌症發生率、癌症相關死亡率有關[1]；另外，也可能與橋本氏甲狀腺炎調節有關[2]。

補充注意事項

硒在自然界中存有多種形式，尤以 L-selenomethionine 最具生物活性，吸收率較高，而 sodium selenite、Se-Methyl L-Selenocysteine 兩種型式常出現在防治癌症相關研究上。

台灣衛生福利部國民健康署建議的「國人膳食營養素參考攝取量」每日礦物質硒建議劑量大約為 20~55mcg，由於硒是一種微量元素，無須大量補充，一般市面上看到的補充劑劑量為 200mcg，常見的口服選擇為**酵母硒**。

食物挑選

- 雖然有人認為硒存在於土壤及多種食物中，理論上有均衡攝取各種食物來源就不至於缺乏。但每個人吸收率不同，我在臨床上還是會建議病人多

　　　　　　　　　　其實你胖得很冤枉

攝取含有此微量元素的食物。

- **肉類、海鮮、堅果類**等，是硒含量較高的食材
- 蔬菜類：建議食用**木耳**與**大蒜**

礦物質鐵[3]：

合成甲狀腺需要一些**酵素**驅動，甲狀腺過氧化物酶（Thyroid peroxidase 或 thyroperoxidase，簡稱 TPO）就是一個重要酵素，它可以幫助甲狀腺合成 T4。

補充礦物鐵的注意事項

- 低甲狀腺患者可能會發現，我臨床治療中較少使用鐵，主要原因跟鐵本身在身體的意義有關。
- 在一些研究中發現，倘若過多的鐵累積於體內，會形成一種類似促氧化劑的功能，進而可能使身體產生自由基。
- 在臨床上，一種拿來判斷鐵質於身體存量的指數，稱作 ferritin（鐵蛋白），指數過低時，通常認為個案屬於「低鐵」狀態；但指數過高時，往往暗示著身體發炎或自由基過高。

- 因此我通常建議補充鐵劑或含鐵質營養輔助品，只使用於仍有月經週期的女性族群，但小孩、男性、停經女性或老年人，如果想額外補充鐵質，我一定會先確認他的血紅素、鐵蛋白等含量。若數值評估時鐵蛋白不低或檢測指數沒有嚴重缺鐵現象時，我不會輕易的給予補充。

補充營養劑的注意事項

- 倘若你仍要透過補充劑的方式補充鐵，以下鐵劑服用的注意事項就要好好牢記了！原因是鐵劑本身的吸收率不高，但它與許多營養素同時服用會互相競爭吸收，讓吸收率更加下降。

食物挑選

- 建議一般人想多攝取鐵質，多從食物中補充：
- **動物性：紅肉、肝臟、牡蠣**
- 植物性：紅莧菜、菠菜、扁豆
- 要注意「非血基質鐵」（例如：蔬菜類來源）吸

　　　　　　　　　　其實你胖得很冤枉

收率大約落在 3~8%，吸收率偏低，建議均衡安排在每餐中補充。

- **降低**吸收：茶、咖啡、牛奶、鈣
- **增加**吸收：維生素C

礦物質碘：

是眾所皆知合成甲狀腺素的重要原料，特別提醒**過高或過低**的碘含量皆可能造成甲狀腺低下，因此我在臨床上會請病人「酌量」從食物中攝取，比較不會刻意給予營養補充劑補充。

食物挑選：（適量攝取相關食物即可）

- **海產類**食物含量最豐盛：海苔、海帶、紫菜、海水魚、沙丁魚、龍蝦、蝦、海蟹、海蜇、海貝類、海參、干貝、鱔魚、魚肝油等。
- 可偶爾使用**加碘的鹽**料理食物。

綜合治療建議：

我綜合上述內容整理成簡單表格，方便大家查閱理解。倘若你高度懷疑自己符合「甲狀腺低下」現象，不妨從這些造成因子、營養缺乏元素開始調整，可能身體對於甲狀腺功能的支持感受，會帶來意想不到的效果喔！

事件、行為		營養相關
壓力 → TSH↓	腦下 垂體 ↓ TSH ↓	
壓力 → T4 製造↓ **氟** → 拮抗碘，T4 製造↓ **重金屬**→ T4 製造↓ **乳糜瀉**→ T4 製造↓	甲狀腺 腺體 ↓	協助合成甲狀腺荷爾蒙： －鐵、碘、硒、鋅 －維生素 B_2, B_3, B_6、C、E、D
壓力 → T4/T3 轉換↓ **感染以及病原體** → T4/T3 轉換↓ **極低熱量卡路里飲食**→ T4/T3 轉換↓	T4 ↓	增加 T4/T3 轉換： －硒、鋅
	T3 ↓ 細胞	提升細胞對甲狀腺荷爾蒙敏感性： －維生素A、鋅

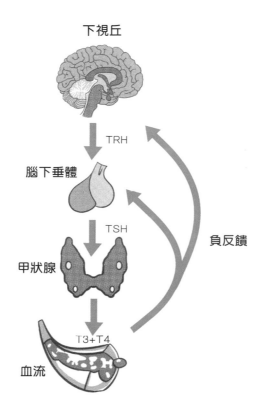

下視丘

TRH

腦下垂體

TSH

甲狀腺

T3+T4

血流

負反饋

甲狀腺低下該如何檢測？

當你懷疑自己有甲狀腺低下，可以先檢視自己過去的健檢紀錄是否早已做過這些檢查？與甲狀腺的相關檢測有：TSH、T4、T3、free T4、free T3、anti-TPO 等。（在醫師尚未確定你有甲狀腺問題時，不會刻意去驗與甲狀腺有關的抗體），但前述的 TSH、T4、T3、free T4、free T3 或許能從你過往的健檢紀錄找到抽血指數。

· TSH（Thyroid-stimulating hormone, 促甲狀腺激素）：它是一種腦下腺分泌的荷爾蒙，主要是直接控制甲狀腺的分泌狀態，並調節甲狀腺素 T3 及 T4 的分泌量。倘若甲狀腺分泌的甲狀腺素 T3/T4 過高（亢進），TSH 會減少分泌量，藉此調節，避免甲狀腺體過度分泌；倘若甲狀腺素 T3/T4 分泌不足（低下），TSH 則會提高分泌量，促進甲狀腺體分泌更多的甲狀腺素應對身體的狀態。

· T4（四碘甲狀腺素）、free T4 、T3（三碘甲狀腺素）、free T3：它們是由甲狀腺所製造的含碘蛋白質，在甲狀腺裡**80% 為 T4、20% 為 T3**，T4 會轉成 T3 進而被身體利用。

透過檢驗指數變化判斷自己有無甲狀腺亢進／低下

你可以簡單的從檢驗指數中的變化，輕鬆判斷自己有無甲狀腺亢進／低下：

	檢驗			
分類	TSH	T3/T4	free T4	free T3
甲狀腺機能亢進	↓	↑	↑	↑
甲狀腺機能低下	↑	↓	↓	↓

上述的指數變化，是「最理想、最典型」的甲狀腺亢進／低下所呈現的抽血指數表現，如果實際上能發現你的指數出現上方表格的指數變動方式，當然可以立即介入處理，但真實狀況是多數個案無法那麼明顯的呈現甲狀腺指數的變化！臨床上有個詞叫**「亞臨床甲狀腺功能低下」**（subclinical hypothyroidism），指的是 TSH 高於正常值，但 Free T4 及 T3 正常者，但在臨床上發現許多只能被歸類為亞臨床甲狀腺功能低下的患者，仍出現使他無比困擾的症狀，例如水腫，完全與甲狀腺低下症狀相同，而這類型患者，

我們可以理解成：各種指數的範圍標準都是人訂出來的，連人類的身高都可以從 140 ～ 200 公分這麼大幅度的差距，當然指數的範圍標準也只是參考值！當你發現自己過去檢查的指數或醫生幫你做的甲狀腺檢查中，有甲狀腺指數異常變化的傾向（尤其是傾向甲狀腺低下），我會建議你回頭去做甲狀腺低下的自我檢測表，如果症狀都符合，請不要忽略身體潛藏甲狀腺低下的可能！

由於閱讀此書的你，可能正因肥胖問題而深感困擾，因此我特別想請你留意「甲狀腺機能低下」的指數欄位（那可能正是你肥胖問題的所在）。「甲狀腺亢進」是新陳代謝科醫生常面臨的疾病，我們熟悉它的治療方式，且亢進並不會造成體重增加（許多人反而體重減輕）。本章節的重點是**「甲狀腺低下」的處理與治療**，你可能對這個名詞相當陌生，但事實上，它是常發生在我門診減重個案的「隱藏性」疾病，每當發現個案有甲狀腺低下的問題時，我一定會介入並調整它（因為甲狀腺與新陳代謝直接相關，低下的甲狀腺會讓新陳代謝減低，當然更容易肥胖）。

我必須說他不一定是你肥胖的主角！但卻常「合併」發生在長期有肥胖困擾的人身上（個案可能同時有胰島素

阻抗、壓力問題、腸漏症、甲狀腺低下），我習慣一併處
理這個問題，因為當甲狀腺低下獲得改善（無論是抽血指
數或臨床主觀感受），確實病人減重成功的機率更高！因
此我邀請正在閱讀此書卻從不認為自己「甲狀腺」可能出
問題的你，一同來檢視自己的甲狀腺是否有狀況吧！

資料來源

1 Selenium for preventing cancer.Cochrane Database Syst Rev. 2014 Mar; 2014（3）：
CD005195.

2 Insufficient documentation for clinical efficacy of selenium supplementation in chronic
autoimmune thyroiditis, based on a systematic review and meta-analysis. Endocrine.
2017; 55（2）: 376–385.

3 Iron bioavailability and dietary reference values. Am J Clin Nutr. 2010 May;91
（5）:1461S-1467S. doi: 10.3945/ajcn.2010.28674F. Epub 2010 Mar 3.

萬惡之源始於腸道：
腸漏症與過敏食物

腸道健康人不老、腸道健康人不胖！

現代醫學之父希波克拉底曾說：「所有疾病始於腸道。」他是古希臘伯里克利時代的醫師，醫學生在正式成為醫生前，都必須唸一段希波克拉底誓詞，表明遵守醫療倫理的規範，就算你不認識這位偉人，也能從醫學生必須唸他的誓詞才能成為正式醫生，窺知他在現代西方醫學的重要性。希波克拉底大約出生於公元前 460 年，早在公元前，腸道健康對身體影響的重要性就已經被提及，相信你應該也不會訝異為何肥胖與腸道有關吧！

肥胖與腸道的關係

我第一次在門診與病人解釋它們之間的關聯性時，能明顯感受許多病人並不買單。「腸道怎麼可能與肥胖有關？」多數人會反射性跳出這念頭。一般人對腸道的理解，仍停留在消化吸收、排便等功能的器官，我最常聽到病人

　　　　　　　　　　　其實你胖得很冤枉

理解腸道與肥胖的關聯是：「我便秘三天，宿便可能占了 1
公斤，排出宿便就可能減輕 1 公斤！」如果身體有那麼容
易理解就好了，這樣只需要一顆治療便秘的超級小藥丸，
問題便迎刃而解，但請等等，身體並不像你想得如此簡單。

　　關於腸道與肥胖之間，你還聯想到什麼？益生菌？腸
躁症？胃潰瘍？還是大腸息肉？有些科學家把關聯性放在
腸道益生菌種，例如：LP 菌、LGG 菌、NCFM 菌，會找到
許多與過敏性鼻炎有關的研究；而厚壁菌門、擬桿菌門，
則被發現與肥胖相關；甚至連益生菌代謝物短鏈脂肪酸
（SCFA），也被指出與心血管或代謝症候群有關。腸道相
關的研究如雨後春筍般陸續出現，市面上也出現許多號稱
能針對特定疾病需求進行補充的專利益生菌。

　　許多門診病人也會問我到底該不該補充某某專利菌？
其實一直以來，我對還沒有徹底了解病情的人，是否該補
充專利益生菌持保留態度，確實有人因為吃了某某菌種改
善過敏性鼻炎，但你會發現並不是所有人都適用。而其中
的主要原因，我想可能因為造成疾病的可能潛在因子太多，
絕不可能只靠一種益生菌就能解決連服藥都難以見效的慢
性病。因此當我面對迫切想靠一顆益生菌解決腸道問題的

病人時，都請他先緩緩，等看過自己所有的問題點後再討論該不該補充益生菌也不遲。

現在你可能更加好奇肥胖與腸道的關係，讓我們從以下減重困難的個案來揭開神秘面紗：

在我剛踏上功能醫學治療前幾年的某個秋天，明明是令人神清氣爽的時節，但走進診間的 30 多歲女孩卻滿臉愁容，想想也是，功能醫學減重門診的病人與一般減重病人有極大差異，通常會求助功能醫學的，往往是已嘗試各種減重方式仍瘦不下來的個案。這種個案說來心酸，旁人常冷冷丟一句「你少吃就會瘦了」，總認為他們是不忌口造成的，但其實又有幾個人知道，他們到底已經多忌口，只可惜體重機上的數字與褲子的尺寸並沒有放過他們。

這類個案在門診很常見，但他們深受肥胖困擾的潛在原因大不相同，因此我面對每位新個案都抱持最謙卑的態度，凡事必須經過抽絲剝繭才可能找到問題根源。經過與她細聊後，檢視她的就醫紀錄跟身體不適狀況，發現曾罹患自體免疫疾病、月經不規則，並長年飽受腸躁症之苦。於是我想她的肥胖問題很有可能與長年腸躁症脫不了關係，針對這部分開始調查。

其實你胖得很冤枉

經過全面檢查後，她的腸躁症確實合併了腸漏症，而誘發她腸漏的主因，可能與飲食中一種食物過敏原「**麩質**」高度相關。在確定原因後的第一個月起，我請她避開麩質相關食物。

尚未正式進行任何腸漏或減重治療，體重就像溜滑梯一般順暢地往下滑。在治療初期每個月回診，體重都 1 公斤 1 公斤下降，甚至皮膚狀況也變好，我逐漸在這年輕女孩臉上看見自信笑容，最後她總共掉了將近 13 公斤的體重，其中最令人開心的是超過 10 公斤都瘦在體脂肪。起初，我對這樣的結果並不感到驚訝，因為她如此認真，本該有這樣的成果。

直到有天，她跟我分享過去的減重經驗。原來，早在來找我前，她已經試過無數種方式，包含「超嚴格控制飲食」（每一餐都要上料理秤量過才敢吃進肚）、「魔鬼式健身訓練」，儘管全力付出，效果卻一直不盡理想，每次頂多只能減輕 1 ～ 2 公斤，但只要回復正常飲食、體重就立刻回升。

只有這次，療程真的奏效了！她從來沒想過原來減重可以如此容易達成，直至今天都沒復胖，她的燦爛笑容與美麗身影仍深深刻畫在我心中！

腸漏症，英文名字叫 Leaky gut syndrome，更準確的說法應該稱之為**腸道滲透度（intestinal permeability）增加**，它主要造成失衡的機轉，是由於小腸黏膜細胞間產生了間隙，腸道黏膜細胞間原本存在著腸粘膜屏障（又稱腸屏障），它防止了管腔內不必要的物質（例如：微生物，病原體）等進入體內。當腸道屏障受損，進而引發的一系列身體反應，就被歸納為腸漏症的一環。請你千萬不要小看腸漏症與肥胖之間的關聯，目前認為與腸漏症有關的幾種疾病，包括以下四大面向：

① **代謝性疾病**（肥胖與脂肪肝）

② **自體免疫疾病**

③ **過敏問題**（食物過敏、氣喘、濕疹）

④ **神經系統相關疾病**（自閉症、偏頭痛、慢性疲勞症候群等）

　　若你有以上四大面向問題，合併腸道長久不適，則小

心可能是腸漏症的高風險群。我設計了一張腸漏症狀自我檢測表，其中包含危險因子（個人背景、生活習慣）、腸道症狀、腸漏症延伸疾病幾大面向，大家不妨檢視自己是否有潛在腸漏症的問題。

腸漏症狀自我檢測

下表所列問題若**勾選 ≥ 8 項**以上，其中還**需包含「2. 腸道症狀」**，則懷疑有腸漏症。

1 **個人背景** **生活習慣**	□ 早產兒		□ 喝酒習慣	
	□ 出生 3 年內用過抗生素或者類固醇（媽媽懷孕中使用也算）			
	□ 常吃精緻澱粉食物或加工類食物（如：奶茶、餅乾、糖果等）			
	□ 習慣重鹹口味（例如喜愛：番茄醬、沙茶醬、醬油等）			
	□ 長期（連續使用超過 3 個月）服用稱作氫離子幫浦阻斷劑（PPI）的胃特效藥			
	□ 喜歡烘焙類食物（如：麵包、蛋糕、甜甜圈、餅乾等）			
	□ 曾接受過化療或放射線治療			
2 **腸道症狀**	□ 長期有腹脹困擾	□ 常打嗝	□ 腹瀉問題	□ 便秘問題
	□ 排氣放屁量多	□ 腸鳴明顯	□ 便秘與腹瀉交替發生	

3 自體免疫相關	☐ 關節和肌肉僵硬疼痛	☐ 反覆口腔潰瘍	☐ 口角炎	☐ 多發性硬化症
	☐ 自體免疫疾病指數上升或異常		☐ 僵直性脊椎炎	☐ 紅斑性狼瘡
	☐ 修格蘭氏症候群（就是所謂的乾燥症）		☐ 類風濕性關節炎	
	☐ 葛瑞夫茲病（自體免疫造成的甲狀腺機能亢進）		☐ 橋本氏甲狀腺炎	
4 神經系統相關	☐ 慢性疲勞症候群	☐ 偏頭痛	☐ 時常感到疲累、嗜睡	
	☐ 注意力不集中	☐ 自閉症	☐ 時常覺得自己處在中至重度的情緒緊繃感中	
	☐ 對各種添加產品，感覺特別敏銳	☐ 時常被憂鬱情緒困擾		

5 代謝疾病相關	☐ 脂肪肝問題	☐ 胰島素阻抗	☐ 血糖異常	☐ 體重超重	☐ 血脂異常

6 過敏問題相關	☐ 眼睛癢、熊貓眼	☐ 濕疹	☐ 蕁麻疹	
	☐ 食物過敏問題	☐ 打噴嚏、鼻塞、流鼻水		

注意：做完自我檢測，若高度懷疑自己可能有腸漏症，想進一步確認，接下來會提及如何檢測。

如何確定自己是否有腸漏症？
——必備腸道完整修復的身體數值

　　腸漏症的概念，隨著近年腸道相關研究的發展，已經逐漸被大眾了解並接受。我的門診中甚至出現已閱讀過相關文章，一進診間就明確表示想了解自己是否罹患腸漏症的患者。但在為你們介紹腸漏症檢測前，我必須提供一個重要的資訊：我們都知道，若你需要診斷糖尿病，可能會看幾個指數：空腹血糖 ≥ 126 mg/dl、糖化血色素 ≥ 6.5%、飯後血糖 ≥ 200 mg/dl 等等，藉由簡單的抽血就能進一步確診病人是否罹患糖尿病。可惜的是，**腸漏的檢測方式無法如此理想化**，腸漏症顧名思義是指腸道屏障功能受損（在小腸粘膜的表層細胞之間，突然出現了間隙），當然最直接的方式就是採檢腸道病理檢體來化驗，但這是相當具有侵襲性的檢查，門診中並不會採用這樣的方式，而目前針對腸漏的檢測，尚未出現具有高度準確性又非侵襲性的檢查方式。因此我們只能透過多種檢測佐證找出腸漏症個案，以下分享我常應用在治療腸漏所開的相關檢測：

一、小腸滲透力分析

　　我常把這個檢測方式形容為腸漏症的一種「**篩檢**」，準確度高、執行方便，因此較為普及。主要的測試方式就是睡前先收集一次尿液，然後喝下含低聚醣的糖水（這種糖水內包含：甘露醇和乳果糖兩種糖類），再收集從夜間到隔天早上起床（大約 6 ～ 8 小時）之間的尿液，然後對照兩次留尿的雙糖濃度。在正常情況下，雙糖應該不會跑進尿液中，而能被檢測到代表檢測者可能腸道有滲漏，滲漏到腸上皮細胞下方隨著血液循環跑到尿液中被檢測到。不過它仍然有執行上的缺點，由於喝下的糖水是低聚醣，而腸內醣類過高會加快腸道蠕動，除了會影響檢測結果外，對於本身有腹瀉問題的患者，喝下糖水後可能造成腸道不適，因此增加檢測難度。另外，由於此檢測並不像影像檢測、抽血檢測那般「直接」，**這個檢測存在著執行上的差異**（因為必須要病人自己留檢體）；**腸道本身狀況**（例如嚴重腹瀉、嚴重便秘）也可能影響指數變化。因此，有些明明患有嚴重腸漏的患者，卻無法從此檢查中找出腸漏症，於是其他下方項目也成為我輔佐觀察病人是否有腸漏症的方式。

　　補充說明：除了這個檢查外，另外還有其他檢查，像

是「**解連蛋白（Zonulin）檢測**」「**鈣衛蛋白（calprotectin）檢測**」等，皆可檢查個案是否罹患腸漏症。由於目前腸漏症檢查尚非屬於健保給付的範圍，因此我會考慮病人的經濟狀況，再安排最適合個案的檢查。

二、腸道菌相分析

　　在確定腸漏症後，我們會進行一系列的治療流程，其中一大重點是要矯正腸道菌種失衡現象，在我著手進行腸道菌相矯正時需要釐清，腸道菌相失衡的三大面向：

① **好菌比例不均**

② **壞菌過度增生**

③ **小腸菌叢過度增生**（Small intestinal bacterial overgrowth, SIBO）

　　腸道菌相其實相當複雜，大致有幾個重要概念：

① **好菌比例均衡：**

　　最理想的狀態是**乳酸桿菌**與**雙歧桿菌**兩種比例相當，益生菌除了本身對腸道黏膜有保護功效外，也會分泌乙

酸、丙酸、丁酸等短鏈脂肪酸，目前許多研究發現益生菌產生的代謝物不只跟腸道有關，對心血管、代謝症候群的效果也一樣。因此我們在確定好菌比例均衡的同時會再確認你體內的益生菌是否健康分泌短鏈脂肪酸。

② **壞菌作祟、菌叢過度增生：**

由於本書並非在討論腸道菌種的仔細分析，因此只在這裡簡單提及這兩個概念。

　腸道菌相分布，一直是現在醫學界、研究學者們熱烈討論的議題，無論是各類型益生菌的發現、菌相失衡造成身體疾病等，其實仍有許多我們未知的腸道菌種秘密正在一一被發現。唯一確定的是，腸道內並非只有好菌，而是分成好菌、壞菌和中性菌，我們對腸道菌種的要求，至少是讓腸道生態系維持平衡，不讓好菌過少、壞菌過多，就像太極圖一樣，**「平衡」是我對腸道菌種比較貼切的解讀。**

三、慢性過敏食物刺激：

　許多腸漏症的病人，常發現會合併多項慢性食物過敏。講到這個，許多人認為只有過敏的人需要檢查，其實腸漏症的人也很需要這個指數的輔助，讓腸漏修補更加輕鬆容易。

其實你胖得很冤枉

（這部分會在後續講解腸漏如何治療時詳細解釋。）

想了解自己是否有慢性食物過敏，最直接的方式就是**安排慢性食物過敏原的檢測**，許多人會想要靠自己對定時的反應找出過敏原，但慢性食物過敏症狀千變萬化（可參考下方表格），從全身疲倦、沉重、頭痛、關節疼痛、腫脹，皆可能是出自慢性食物過敏的影響，一般人若靠自己的經驗判斷是否對特定食物過敏，其實有相當的難度。除此之外，慢性食物過敏對身體造成影響的時間，從兩天到五天不等，也就是說倘若雞蛋是你的慢性過敏原，可能症狀會延遲兩三天才出現。請你試著回想三天前的午餐吃了什麼？我相信多數人都記不得，這也是我常會建議病人安排檢查慢性食物過敏原的原因。

與慢性食物過敏有關症狀			
全身	疲倦沉重感、虛弱無力、慢性疲勞、情緒緊張	腸道	脹氣、噁心嘔吐、腹瀉
皮膚	皮膚癢、紅疹、濕疹	肺部	反覆支氣管炎、氣喘發生
關節	關節紅、僵硬、腫	腦部	偏頭痛、注意力不集中、憂鬱、失眠

倘若你只是懷疑自己有慢性過敏問題，但短期內還不考慮檢測過敏原，我會建議一種**居家檢測的方式「排除飲食」**（Elimiation Diet），主要是排除經驗性常見的過敏食物，先以自己的常識排除，嚴格執行 2 到 3 週，倘若你本身的過敏症狀與精神狀況都獲得極佳改善，那就進一步做慢性食物過敏原檢查吧！

　　排除飲食的執行方法分成許多種類，例如：穴居人飲食（Caveman Diet）、SFED（Six Food Elimiation Diet）等，但目的大致相同，就是排除經驗性常見的過敏食物。以下，我介紹一種在門診會請病人執行排除飲食的方式：

全面性排除飲食
（Comprehensive Elimination diet）

這個方式需要注意的飲食禁忌較多，我將食物分成可以吃、不可以吃，請嚴格遵守下方可吃與不可吃食物，執行 3 週時間：

	可吃	不可吃
主食類	無麩質（non-Gluten）穀類（例如：米、藜麥）	麩質穀物、玉米、精緻白糖
蛋白質類	白肉類（小型魚類）、莢豆、瘦肉	雞蛋、牛奶、乳製品、紅肉（特別是豬肉跟牛肉）加工肉、海鮮

蔬菜類	多數蔬菜類皆可吃	茄科類（nightshade） 茄子、馬鈴薯、胡椒、番茄、辣椒
水果	多數水果皆可吃	有毛的水果盡量避免 （火龍果、奇異果、鳳梨、水蜜桃）
其他	排除飲食過程中， 盡量以「原型食物」為 主	花生 咖啡、茶、巧克力 加工類食物

倘若你無法徹底執行上述方式，那你也可以先嘗試避開台灣統計中常見的十大過敏食物，時間一樣需要維持 3 週：

常見的十大過敏食物

1. 牛奶（包括起司及優格）

2. 蛋（蛋白比蛋黃容易引起過敏）

3. 小麥（尤其是麥膠蛋白 − gluten）

4. 黃豆（大豆）

5. 花生及堅果類（杏仁果、開心果、核桃等）

6. 玉米（玉米相關製品）

7. 魚及甲殼類海鮮（蝦、蟹等）

8. 鳳梨

9. 酵母（添加酵母之各種產品如麵包等）

10. 葡萄柚

在這些經驗性排除飲食下，如果你的症狀有獲得部分改善，未來進行腸漏治療的過程，務必記住自己的過敏食物並避開。

四、消化酵素缺乏

我們要知道進食後，食物必須分解成很小的分子才容易被身體吸收，你可以透過**咀嚼**（有人建議每口飯咀嚼 30 下再吞）、**胃酸分泌**（增加胃蛋白活性來消化蛋白質）、**胰液**（胰臟分泌的酵素，可消化糖、脂肪和蛋白質）、**膽汁**（由肝臟分泌，能乳化脂質）等方式幫助腸道消化吸收。我們能透過**特殊的糞便檢查**，判斷你腸道系統所分泌的消化酵素是否足夠。由於現代人吃飯急促、邊吃邊滑手機或工作，身體沒有在進食時間好好支配這些消化酵素的分泌，以至於食物到達小腸仍屬於不好分解的大分子，久而久之就容易造成腸道負擔。醫療上當然可以透過一些檢測方式窺探你腸道消化的情形，再用一些消化酵素減輕腸道負擔，

其實你胖得很冤枉

但這些方式都不如你好好坐下來、放鬆心情、細嚼慢嚥的吃一餐飯來得實在！

修復腸漏需要的營養素：

以下從腸道修補的不同面向給予營養素建議，我在門診常提醒病人，並非所有營養素都要補充，透過檢測了解他缺乏的營養素再給予補充，但你並不知道自己體內的營養素缺乏狀況時，若執意補充超高劑量，小心反而可能增加身體負擔！

修復腸漏需要的營養素	
修補腸道黏膜	維生素 A、維生素 B_5（泛酸）、維生素 C、維生素 D、維生素 E 麩醯胺酸、礦物質鋅
黏膜線體分泌	磷脂醯膽鹼（Phosphatidylcholine）、多醣體類
腸道淋巴組織（GALT）支持	乳清蛋白、乳清免疫蛋白
抗氧化物	兒茶素
抗發炎物質	薑黃、魚油

準備好修補你的腸漏了嗎？
──5R 步驟重建腸道

　　腸漏重建是浩大工程，我在門診中嚴謹修補腸漏問題時，有時**需要將近 1 年**，若有其他干擾因子（例如病人配合意願低）或病人本身身體修復能力較差，甚至要超過 1 年以上才能將腸漏影響降到最低程度。

　　我們將腸漏治療大致分五種面向，若只考慮單一面向，有時往往治療過程症狀好轉，一停止治療症狀就復發，主要原因就是沒有通盤考量，在此跟大家分享門診治療腸漏的五種介入考量因素，因為這五種因子英文開頭都是 R，所以在腸漏治療中常戲稱為「5R 步驟重建腸道」：排除造成腸道負擔的原因（**排除 Remove**）、補充腸道系統缺乏的（**取代 Replace**）、重新植入好的菌相環境（**再接種 Reinculate**）、提供腸道支持及修補所需要的營養（**補充 Repair**）、身心平衡（**平衡 Rebalance**）。

其實你胖得很冤枉

5R 腸道重建計畫	
Remove （排除）	1. **排除不良反應的食物**（也就是慢性食物過敏原） 2. **排除造成腸道負擔食物** 　a. 發酵食物（例如：優格、泡菜、酸菜、醃製物……等） 　b. 生菜、生食 　c. 過鹹或過甜的食物 　d. 加工類食物（其中可能含有：乳化劑、微生物轉麩 　　胺酶 mTG、塑化劑、香料、防腐劑） 　e. 酒精 3. **排除特定藥物** 　a. 抗生素 　b. 非類固醇發炎止痛藥（NSAID） 4. **排除破壞腸道的壞菌種**
Replace （取代）	缺乏酵素者：補充**消化酵素**
Reinculate （再接種）	1. **益生菌**：接種適當益生菌 2. **益生元**：補充足夠的水溶性與非水溶性纖維
Repair （補充）	補充修補腸道黏膜的**營養素** （可參考 185 頁「修復腸漏需要的營養素」）
Rebalance （平衡）	1. **飲食習慣**：細嚼慢嚥、吃飯不要分心做其他事情 2. **心情舒壓**、情緒放鬆（例如：瑜伽、冥想、正念……）

　　後記：腸道失衡幾乎成為一種文明病，也因為腸道有問題的人普及率之高，讓大家誤以為這是一個正常現象，但當腸道調理妥當時，許多人的各種大小病徵就迎刃而解了。

有許多病人會與我分享，原來腸道輕鬆是這樣令人愉悅的狀態，讓我感到十分欣慰。

我會將腸漏症放進這本關於肥胖的書，也是因為常有病人前來調整腸漏症問題，結果往往意外發現治療過程中，許多病人都能減輕不少體重（雖然這只是附加價值，但也讓許多病人驚呼不可思議！）

我沒有在這章節過度強調肥胖問題，而是將重點放在腸漏症，主要也想藉由這個機會進行衛教，讓讀者了解腸道健康有多重要：「腸道是一切健康的基礎，有健康的腸道你就贏在起跑點！」

知·識·補·給·站

腸道滲透率增加會造成症狀？

腸胃道消化系統，大致上指的是食物從口進入後，一路上會接觸到的身體構造器官，都可以涵蓋在腸胃道消化系統內：從嘴巴到肛門（參見 190 頁）。

食物進入身體的探險之旅總共 9 公尺長，從嘴進去後第一個接觸到的是**食道**（約 30 公分左右），然後進到**胃**消化成麋

狀，大約需要花 2～4 個小時的時間。接著進入**小腸**，小腸分成十二指腸、空腸與迴腸，第一段十二指腸會匯集**胰臟**的胰液、**膽囊**裡的膽汁進入小腸，小腸是整個腸道系統裡頭範圍最長的一段（約 5～6 公尺），食物必須花費 7～9 小時才能通過這一段，正統西醫裡較少提及小腸相關的檢查跟疾病，你仔細回想看看，大多數的人都可能做過大腸鏡、胃鏡、腹部超音波檢測，而上述檢查主要看的器官有：食道、胃部、十二指腸、大腸、肝臟、部分的胰臟，小腸雖然也有小腸鏡檢測（但我猜多數人都沒有做過）。

為何小腸的相關檢查較少呢？

主要原因之一，傳統西醫安排的檢測，是希望能提早發現癌症病變、潰瘍等疾病，我們時不時會耳聞胃潰瘍與大腸癌，但小腸癌似乎相對少見，除非你有特殊的小腸疾病，例如：小腸腫瘤、發炎性腸炎等。否則你可能這輩子也不太會認識腸道系統中最長一段的小腸。

小腸的重要性一點也不輸其他腸道器官，甚至我在門診治療時，經常開給病人的治療目標就是改善小腸健康（以及部分大腸）。為什麼呢？因為腸漏症的發炎戰場，占了一大部分就在這一段腸道中。

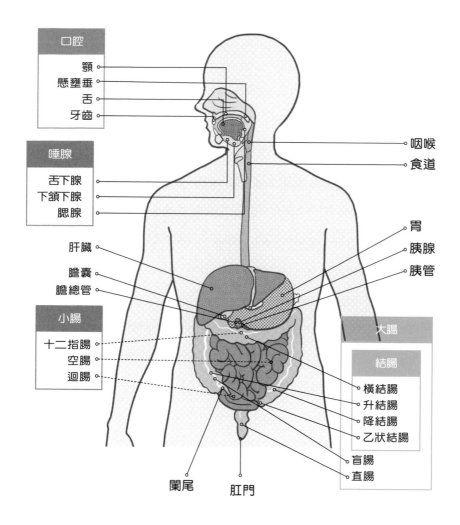

口腔	
顎	
懸壅垂	
舌	
牙齒	

咽喉
食道

唾腺	
舌下腺	
下頜下腺	
腮腺	

胃
胰腺
胰管

肝臟
膽囊
膽總管

小腸	
十二指腸	
空腸	
迴腸	

大腸	
結腸	
橫結腸	
升結腸	
降結腸	
乙狀結腸	

盲腸
直腸

闌尾　　肛門

我們所謂的腸胃消化道器官，主要包含圖中幾個構造：口腔、食道、胃部、胰臟、膽汁、小腸（十二指腸、空腸及迴腸）、大腸（盲腸、結腸、直腸）、肛門。雖然我們用消化道器官涵蓋整個腸胃道，但其實每個部分的腸道所扮演的角色大不相同，也各自有其調節身體健康的目的。

其實你胖得很冤枉

　　我把議題切回腸漏症，如上述，腸漏症比較明確的名詞其實叫作**腸道滲透度增加**，腸道的保護機制分成三層，腸道內→腸壁排列如下：**黏液層**（Tunica mucosa）、**上皮細胞層**（Epithelium）、**黏膜固有層**（Lamina propria）。當黏液層分泌的保護量太少或是腸道上皮細胞與細胞間的物理屏障因某些原因裂解破壞掉，腸道腔室內接觸的刺激物質（不論是造成過敏的食物、人工添加物、藥物等），就可以直接進入黏膜固有層。

　　為何我們會害怕這些刺激物質直接進入黏膜固有層？主要是因為在黏膜固有層內駐紮了一大票的免疫大軍，其中包含：巨噬細胞（macrophage）、樹突細胞（dendritic cell）、肥大細胞（mast cell）、T 細胞和 B 細胞。千萬不要小看住在腸道下方的免疫軍團，我們身體有幾個調節免疫的器官，骨髓、胸腺、淋巴結、脾臟是大家比較常聽到的，還有一環重要的免疫調節，稱為「**黏膜相關淋巴組織**」（Mucosa-associated lymphoid tissue, MALT），它不只在消化道，包括泌尿道、呼吸道也有，在消化道稱作 GALT

（腸道淋巴組織），在呼吸道稱作 NALT（鼻腔淋巴組織）和 BALT（氣管淋巴組織），而在黏膜相關淋巴組織裡，**GALT（腸道淋巴組織）** 比例最高，約占整個黏膜淋巴組織的 50~70%，換言之，若腸道顧不好，每天吃進去的食物跟刺激物質，就可能成為你免疫失衡的關鍵原因。

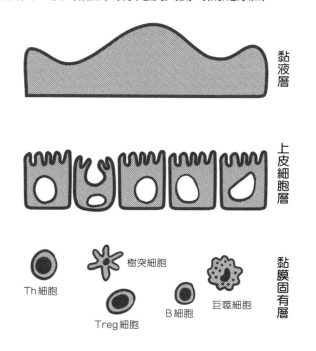

黏液層

上皮細胞層

Th 細胞

樹突細胞

Treg 細胞

B 細胞

巨噬細胞

黏膜固有層

黏膜淋巴組織位於消化道、呼吸道、口腔、泌尿道等位置，其中又以 GALT（腸道淋巴組織）比例最高，約占整個黏膜淋巴組織的 50~70%。

腸漏症這個名詞既清晰又抽象，我最常被詢問的是腸子為什麼會漏？它漏去哪了？其實腸漏症最直接的理解，就是原先腸腔內過不去的食物顆粒因為保護屏障受損，於是可以順利的從先天防禦機智的黏膜層、上皮細胞層通過，進而刺激到下方免疫所在的黏膜固有層而引發的一系列反應。因此，任何會讓腸腔間隙變寬的原因都必須列入考慮，其中包括黏膜層分泌的黏蛋白（mucin）不夠、益生菌製造的短鍊脂肪酸不夠等皆會影響，但這裡提到的「門鎖」，其實是指特定部位。

腸道上皮細胞的物理屏障

腸道所謂的「門鎖」，指的是腸道上皮細胞的特殊構造，上皮細胞左右鄰居間會用一些特殊的連接（junction）結合，由腸腔內側至外側依序為：

· 緊密連結（tight junction）

· 黏著連接（adhesion（intermediate）junction）

· 橋粒（desmosome）

· 間隙連接（gap junction）

在這幾層特殊連接中，又以**緊密連結**與腸漏症的關聯最為密切。健康的腸道，細胞與細胞間會有重重門鎖嚴格把關，因此若腸腔內的水分或營養物質想進入腸道下方的黏膜固有層時，絕大部分只能透過固定途徑（我們稱為跨細胞路徑〔transcellular pathway〕）進入吸收途徑，高達90%的蛋白質是透過這種方式進入人體被吸收，但仍有少部分約10%會透過旁細胞途徑（paracellular pathway）進入腸道下方的黏膜固有層，這少量的刺激讓我們身體正常發展出健康平衡的免疫系統。

你可以把黏膜下方想像成一個免疫訓練場，存在許多免疫戰士，他們不可能每天都吃飽撐著在那裡閒晃，健康的人體設計，只篩選少量的刺激原進入免疫訓練場，好讓免疫細胞練習如何對抗外來物，因此免疫細胞都規則有序的進行訓練。但腸漏症就好比這個篩選機制突然消失！一下湧入大量的刺激原到免疫訓練場，讓免疫戰士們嚇壞了，他們從來沒見過這麼多的外來刺激物。「這不是演練，而是一場戰爭！」你的免疫戰士們或許是這樣想的，於是隨意拿

　　　　　　　　其實你胖得很冤枉

起刀劍準備開始真實的戰鬥，身體裡的免疫風暴就此展開。

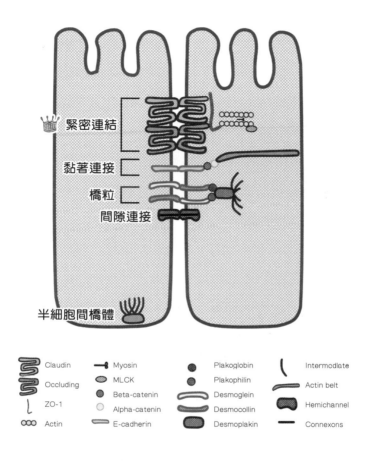

圖中的絨毛組織就是腸道上皮細胞，細胞與細胞中間會架設層層門鎖，由內而外分別是：緊密連結、黏著連接、橋粒、間隙連接，由於這些嚴格的把關機制，讓腸腔內部的刺激物規則有序的進入體內。

腸漏症引發的肥胖、胰島素阻抗與脂肪肝

我曾在門診聽一位 30 多歲的女孩抱怨，自從某年生病使用一段時間的抗生素後，人就開始像吹氣球般持續發胖。女孩十分困擾，因為她很確定自己發胖一定與那段時間的重感冒或服藥有關，但與開藥的醫師或身旁的醫師朋友討論，一致表示這個抗生素沒有「體重上升」的副作用，都覺得她只是在為發胖找理由，她為自己的肥胖感到十分冤枉，卻找不到合理的解釋。

抗生素確實並沒有一種副作用叫作「體重上升」，但我們不妨想想抗生素治療的意義何在？當然是用來對抗或消滅身體不必要的細菌！我們最常使用的抗生素有兩種，一種是口服，另一種是打點滴。醫療上有種特殊疾病叫「**偽膜性腸炎**」，病人會經歷嚴重腹瀉，而目前認為造成偽膜性腸炎的主因，就是過度使用抗生素，抑制腸道內的正常菌群，使一種特殊的困難梭狀芽孢桿菌（clostridium difficile）得以迅速繁殖，並產生大量毒素而致病。抗生素不只會殺死特定部位的細菌（例如對抗泌尿道感染、肺炎），腸道本身有常駐菌種，當廣效性抗生素投予時，也同時會破壞

其實你胖得很冤枉

腸道正常菌叢的平衡，而腸道菌種失衡正是誘發腸漏症的主要原因之一。

2017 年一篇發表於《生理學雜誌》（The Journal of Physiology）的回顧性論文，總結中提到「腸道菌種會影響人體代謝調節，特別是胰島素阻抗以及脂肪細胞的發炎反應」[1]。或許先前這位求助無門的女孩，當時造成發胖的主因並非抗生素本人，而是使用抗生素或經過嚴重感染後，腸道菌種開始失衡，進而誘發胰島素阻抗相關的肥胖問題。但當時我沒有機會在病人使用抗生素的前後去分析她的腸道菌相。因此她是否因為使用抗生素造成腸道菌種失衡，進而產生肥胖問題，我們不能直接斷定。但能確定的是，腸道健康在現代科學研究中陸續發現，它並不單純侷限於腸道方面的影響，甚至可能進而讓身體系統性（包括代謝、免疫、發炎、神經）產生廣泛的改變。

當我接觸功能醫學的時間越久，越覺得「牽一髮而動全身」這句話說得一點也沒錯！身體就像是一個互相牽扯的體系，各環節失衡都可能產生骨牌效應，進而破壞或影響其他身體結構。我在門診中常常比病人還著急，因為他們可能只看到或在乎表面上面臨的問題，卻不知道那只是

「表徵」，是身體的求救訊號，若不正視或處理它，身體隨時有可能累積到一個階段後就變成真正的疾病。因此我才會寫這本書，希望透過淺顯易懂的衛教，讓更多人不只是單純用「美」來看待肥胖議題，而能從中矯正失衡之處，幫自己的身體回歸平衡健康。

資料來源

1. Potential mediators linking gut bacteria to metabolic health: a critical view. J Physiol. 2017 Jan 15; 595（2）: 477–487.

其實你胖得很冤枉

肥胖基因：了解你的基因，
然後靠後天努力改變它吧！

肥胖可能是基因影響的嗎？

當然有可能。

基因肥胖

基因肥胖，最著名的例子是一個俗稱「**小胖威利症**」（又稱普瑞德威利症候群），一種因第 15 對染色體長臂出現缺陷導致的疾病。

一位 4 歲多的小妹妹，被媽媽抱來醫院求診，不像一般幼稚園孩童大多看感冒、過敏等問題，這個小妹妹竟然是想看減重問題，因為 4 歲多的她體重重達 30 公斤。

她媽媽說妹妹剛出生時，是個瘦弱的孩子，發育比一般人來得晚，3 個月大還不會抬頭、喝奶也沒什麼力氣，身材瘦小，再加上皮膚白嫩，家人都十分心疼她的狀態，但也互相安慰：「沒關係，以後長大再慢慢餵就好了。」

在 1 歲多的某天起，小女孩突然 180 度大轉變，開始瘋狂進食！似乎總是吃不飽，甚至常和媽媽上演「我偷你抓」的遊戲（只是偷的，並非一般小女生喜歡的洋娃娃，而是偷開冰箱、偷食物吃）。初期，媽媽總是安慰自己「反正 1 歲以前妹妹都吃不下，可能某天開竅了吧！把 1 歲以前餓肚子的都吃回來」。但隨著年紀增長，媽媽越來越覺得不對勁，因為寶貝女兒似乎不論吃多少東西，好像都沒有飽的一刻。

這個妹妹在經過轉診到遺傳疾病諮詢中心，進行遺傳染色體檢查後證實，為罕見疾病普瑞德威利症候群（即「小胖威利症」）。因為這種遺傳疾病的表現不太典型，而且情況會隨著年紀而有巨大變化（新生兒時期會呈現肌肉張力差、餵食困難、生長緩慢與體重不易增加等情況，但到 2 ～ 4 歲時則突然食欲大增且無法控制，對食物有不可抗拒的強迫行為，因此導致體重持續增及嚴重肥胖，並產生許多身體及心理的併發症狀。）許多父母可能到了 2、3 歲才驚覺孩子有問題，並到醫院求診，進而確診跟介入治療。

讓我稍微簡單的介紹一下什麼是小胖威利症候群，小胖威力症又稱為普瑞德威利症，它主要是身體第 15 號染色

體有一微小基因缺損造成，發生率約 1/15,000，其致病成因可分為：

① 源自父親的第 15 號染色體具有小片段缺失（Micro-deletion）

② 孩童身上第 15 對染色體皆源自母親（單親源二倍體：Uniparental Disomy）

③ 孩童的 15 號染色體發生染色體重組（易位或反轉）

④ 源自父親的第 15 號染色體上之基因銘記作用控制中心（Imprinting Center, IC）發生突變

雖然發生率極低，但若本身是小胖威利症患者的父母生育下一代時，不同致病成因就需要注意！若是屬於上述①② 型時，下一胎再發生機率小於 1%；若是屬於③④型的病患，則有可能是父母遺傳的變異原因造成，因此下一胎再發生機率高達 50%。換言之，若本身被診斷為小胖威利症，在孕育下一代前，會強力建議將遺傳檢測做好。

種族基因的差異 —— 亞洲人更需要注意體重控制

　　關於這個議題就要特別留意了！這裡的基因並非指單一染色體、某個個體，而是一個「種族」。在一些國際流行病學中發現，似乎「亞洲人（黃種人，又稱蒙古人種）」產生肥胖時，對身體造成的健康傷害比黑人（尼格羅人種）或白種人（高加索人種）來得更加嚴重。

　　極度權威的《Nature》（自然）期刊，於 2012 年曾經發布過一張世界地圖，跟過往所有地圖的不同之處在於它是一張「糖尿病世界地圖」（請掃描下方 QRCode 或參考網站 https://www.nature.com/articles/485S2a），它統計各國糖尿病發生率，發現人數較高的地區會畫上較大的圈圈、發生率越少的地區，圈圈尺寸越小，在圖中發現**中國、印度的糖尿病圈圈尺寸特別大**，反觀美國、墨西哥、巴西等國的糖尿病發生率雖高，卻不如中國、印度等來得盛行。[2]

糖尿病世界地圖

若曾去過美國或墨西哥遊玩，你一定也會注意到同樣現象，路上看到許多嚴重肥胖的人（那些人 BMI 可能都超過 30、40），而且這樣的人並不在少數；反觀亞洲人普遍的身材，你很少在路上看到如同美墨那樣的胖子。我們常說「肥胖是造成糖尿病的元凶」，亞洲人明明身材遠比美墨地區的人纖細，但糖尿病發生率為什麼遠比其他國家來得高？

　　正解來自脂肪選擇儲存的位置。脂肪細胞一般儲存在皮下或內臟，若在皮下，外觀上會感受到明顯肥胖；若在內臟，較易產生新陳代謝方面的疾病。研究發現，原來不同種族的脂肪儲存於皮下或內臟，竟然有不同的比例！在黑人身上的脂肪，只有少部分儲存於內臟；反觀**黃種人身上的脂肪，有相當高的比例是儲存於內臟**；而白種人則介於中間（如下頁圖）。這也能解釋，為什麼體型看起來相當肥胖的黑人或白種人，發生糖尿病的比率卻比黃種人低。但同時也帶來警訊，身為黃種人的我們對肥胖這件事情更要保持謹慎態度，一旦脂肪儲存過量，就有極高比率轉化成內臟脂肪，進而造成糖尿病等代謝性疾病。

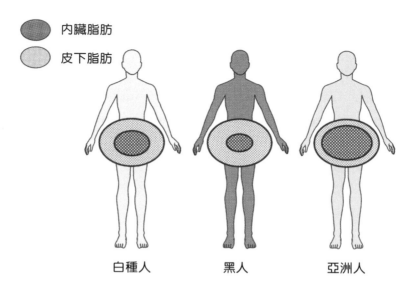

　　内臟脂肪

　　皮下脂肪

| 白種人 | 黑人 | 亞洲人 |

上圖中每個人中心有一顆圈圈，裡頭有淺色與深色。淺色代表皮下脂肪；深色則代表內臟脂肪，可以清楚看到不同人種的比例差異。

基因可以靠後天改變的證據

　　這個章節並非要告訴你基因型肥胖無藥可救，肥胖看似天注定，但其實我們仍然能做點什麼。甚至我想告訴你，若你的父母先天就屬於微胖體質，當你閱讀至此，千萬不要感到灰心喪志。上面提到肥胖遺傳基因時，似乎讓人覺得非常挫折，好像一旦被確診，就是宣布終身必須與減重

　　　　　　　　　　　　　　　其實你胖得很冤枉

為伍的宿命。其實不然，我在門診幫患者安排基因檢測時，最常聽到一般民眾對基因檢測的迷思「基因就是父母親生下你時就已經注定，知道了又不能幹嘛！」

是啊！基因確實不會被改變，我們做這樣的檢測或了解自己的基因到底有什麼好處？我在門診中喜歡為病人安排「能改變結果」的檢查，也就是有些檢查在知道自己狀況後，是可以找到對應方式給予治療。然而，「基因」這個名詞看似並非如此，為什麼我還會將基因放入書中呢？在介紹下面的內容前，我先來講一個關於生物科學歷程的發展故事。布魯斯・立普頓博士（Dr. Bruce Lipton）是世界知名的細胞生物學家，終其一生都在觀察與研究細胞的生理和行為控制，早年的他堅信生物的生存邏輯，依賴一種「中心法則」（Central Dogma），意思是指我們的基因決定我們的命運！換言之，你父母親身上出現、具有、需要承擔的一切，將在你身上發生。然而，他在 1985 年於加勒比海附近的一所醫學院進行學術休假時，正在審核一個細胞的研究，一場意外的發現讓他徹底顛覆過去所相信的一切。

立普頓博士將三個相同的幹細胞放入不同的三個培養皿中，在不同的三個培養皿放置不同的培養媒介（也就是

滋養幹細胞長大的營養元素）。若抱持著舊的生物學觀念中心法則，我們預期三個不同培養皿內會培養出相當數量的幹細胞。結果，一個培養皿內長出骨骼細胞、一個是脂肪細胞、最後一個則是肌肉細胞。這個結果暗示一個重要的資訊：決定這些細胞的命運並不在他們的基因，而在培養的媒介，我再換個方向說，「**環境，造就了細胞的不同命運**」。立普頓博士成為「表觀遺傳學」的先行者，而表觀基因學到底是什麼？我將在後面說明。基因確實不會改變，但我將從以下幾個概念來跟大家釐清「基因本身不會改變！但我們能改變基因的選擇其實很多」：

一、基因變異的補償機制：知己知彼、百戰百勝

現在在市面上越來越多檢測肥胖基因的機構跟檢驗中心，為什麼要知道自己有沒有肥胖基因？而肥胖基因又是什麼呢？跟肥胖有關的基因檢測大致分兩種，一種是肥胖風險基因，例如：FTO、MC4R、BDNF、PTER 等，帶有者可能食欲較好、內臟脂肪容易堆積或罹患早發性成人病態肥胖；另一種是營養代謝型基因，舉例如下：

其實你胖得很冤枉

ADRB2 基因，又稱澱粉型肥胖

ADRB2 蛋白質，主要分布在細胞膜上，是形成 G 蛋白連接接受器（G-protein-coupled receptor 1）的重要成分之一，細胞膜接受器主要是透過兒茶胺這類物質（例如：腎上腺素、正腎上腺素、多巴胺等）啟動一連串的訊息傳遞與生化反應（例如：肝醣分解、脂肪分解等）。當 ADRB2 基因變異時，這類型的人更傾向攝取澱粉類食物，但脂肪卻不易分解，因此當碳水化合物攝取過高時就容易導致內臟脂肪囤積。特別的是，因為這個負責脂質溶解與產熱反應的基因，受自主神經系統所控制，因此若多做可以提升交感系統的有氧運動或攝取含有兒茶素的飲品，就可能增加脂肪的代謝。

總結：

ADRB2 基因異常時可以這麼做：

① **有氧運動**：例如游泳、韻律舞、慢跑等，以活化自主神經、提高新陳代謝速率。

② **多喝茶**：尤其是含有兒茶素的茶飲（像是綠茶），也可協助提高新陳代謝速率。

ADRB3 基因，又稱蘋果脂質型／臟器型肥胖

相關研究指出，當被發現帶有 ADRB3 基因變異時，發生糖尿病的風險比一般人提高了 5 倍，這些人的肥胖會以腹部、腰部為主（就像蘋果一樣中間寬大的體型），而腹部肥胖又是我們賴以判斷內臟脂肪沉積的重要指標，因此有些人認為， ADRB3 基因變異是內臟型肥胖發生的遺傳基礎。

ADRB3 蛋白質，主要分布在脂肪的細胞膜上，參與細胞間溝通、訊號傳遞、負責脂質溶解與產熱反應，並且受到自主神經系統調控。當此基因變異時，不少研究指出這類型人的交感神經活性比較低、內臟體脂肪比率比較高、腰圍較粗、空腹血糖值與空腹胰島素值較高、胰島素不敏感等，由於 ADRB3 蛋白質具有 G 蛋白連結接受體的活性，因此當此基因變異，我們所採取的策略其實跟 ADRB2 基因變異雷同。

總結：

ADRB3 基因異常時可以這麼做：

① **有氧運動**：例如游泳、韻律舞、慢跑等，以活化自主神經、

　　　　　　　　　　　　其實你胖得很冤枉

提高新陳代謝速率。

② **多喝茶**：尤其是含有兒茶素的茶飲（像是綠茶），也可協助提高新陳代謝速率。

UCP1 基因，又稱西洋梨型／頑固型肥胖

UCP1 蛋白質主要分布於棕色脂肪細胞的粒線體內，協助消耗 ATP 促進熱能產生。UCP1 蛋白質主要的生理功能，是參與低溫環境下或食物所誘發的產熱機制，在能量平衡上扮演著重要角色（UCP1 蛋白質所能執行的能量消耗〔產熱反應〕，可使食物消耗卻無 ATP 能量產出，利用「產熱模式」將過剩能量予以消耗。尤其當食物攝取過量時，可避免飲食造成的肥胖！）因此，當 UCP1 基因表現缺陷時，可能會造成產熱模式不足而導致肥胖（也就是比一般人更容易發胖！）

這類型人的肥胖體態，除了腹部脂肪容易增加外，連臀部、大腿脂肪也容易堆積，因此從外觀看來就像是西洋梨（上窄下寬）體態。

由於棕色脂肪的產熱活性，是依個體本身 UCP1 基因表達量、蛋白質含量和交感神經的活化程度而定，因此當有

此類型基因問題時，各種能**提升棕色脂肪的產熱活性**方式，就成為了首要治療介入的目標。

總結：

　　UCP1 基因異常時可以這麼做：

① **運動**：特別是能刺激身體分泌腎上腺素、正腎上腺素的運動（例如：快跑、短跑等）。

② **營養處方**：輔酶 Q10（此類型肥胖與棕色脂肪內的粒線體有關，因此像是 Q10 這種可以提升粒線體能量的營養素，在此基因變異者身上，是可以考慮使用的營養處方）。

③ **特殊方式建議**：洗冷水澡（由於棕色脂肪能夠透過低溫去激活，因此每週洗 2 ～ 3 次冷水澡，是沒有心血管疾病的人可以嘗試的方法。但有時天氣溫差大，若洗冷水澡會讓你覺得相當不舒服，那就不要勉強自己了）。

　　台灣普遍的肥胖體型，是「西洋梨型」與「蘋果型」，女性主要為西洋梨型、男性主要屬於蘋果型。當然我們並沒有把所有不同身形的人都抓去做基因檢測，倘若你剛好就

其實你胖得很冤枉

屬於以上所述的類型，在預算許可的範圍內，可以考慮檢查一下，有助於針對特殊狀態給予不同的運動及營養處方，可能會對你的減重過程有幫助。

基因固然重要，但正如上述，了解自己的基因最大的目的是知道自己的弱點，用適當對應的方法去強化自己，讓減重之路更順暢！但若你壓根沒想做基因相關的檢查，其實也沒關係，造成肥胖的多種原因，還是與你後天的習慣有高度的關聯性。

二、表觀遺傳學：基因不會被改變，但可「被修飾」

《TIME》（January 18, 2010 | Vol. 175 No. 2）雜誌在 2010 年的封面是一張拉鍊拉開 DNA 的有趣圖片，標題寫著「Why Your DNA Isn't Your Destiny?（為何你的基因不是你的命運？）」《TIME》雜誌並非討論科學和醫學的主要期刊，卻也熱烈討論的，就是以下要說的「表觀遺傳學」。

「表觀基因學」（Epigenetics），字面上的理解是「在基因之上」。我們把基因想像成一台電腦的硬體，表觀基因體（epigenome）有點像是知道電腦運作的軟體程式，一台電腦的硬體好壞確實會造就使用者不同的體驗，然而沒

有好的軟體來執行電腦操作，儘管你有強大的硬體也無法執行得漂亮、乾脆。而表觀基因學就是建立在環境、心情、營養、飲食、運動等良好與否的生活習慣，正潛移默化在生活產生重要影響。

　　有個相當著名的研究故事，是關於蜜蜂的身世之謎。蜜蜂，是一種社會性的昆蟲，在蜜蜂的國度中有一個完整的蜂群：由蜂王、工蜂與雄蜂組成。其中，蜂王與工蜂的基因相同，於是大家開始思考，在同樣基因基礎下，如何決定變成蜂王還是工蜂，答案是「食物」。蜂后的食物為蜂王漿，一般工蜂只吃蜂蜜，蜂王漿的內涵有一種胞嘧啶甲基轉移酶，使蜜蜂 DNA 中的胞嘧啶鹼基甲基化去修飾特定 DNA，進而使一方成為蜂后，其餘則成為工蜂。

　　於是有人很興奮的期待，「常吃蜂王漿就會像蜂王一樣威猛？」只能跟你說不好意思，我們是人不是蜜蜂，因此這種獨特的甲基化變化並不會發生在吃蜂王漿的人類身上！但這樣的研究確實給人類帶來很大的震撼，原來環境跟營養確實可以影響基因的表現。[2]

其實你胖得很冤枉

另一個著名的研究，發現小老鼠媽媽在照顧小老鼠的過程中，親密的幫孩子舔毛、理毛的小老鼠長大後，會與老鼠媽媽不怎麼理小老鼠的那群老鼠，在各種行為表現上都出現極大的差異。**「環境、後天的照顧」似乎也是改變我們基因修飾的一大環節。**

　　肥胖跟表觀基因學有關嗎？當然有！二戰末期阿姆斯特丹（荷蘭首都）被德軍封鎖期間遭遇嚴重飢荒，倖存者持續幾個月攝取的熱量不到正常人的一半。有一批科學家追蹤這些倖存者及其後代的健康狀況，發現在飢荒時期懷孕媽媽生出的寶寶，當成年後過著衣食充足的日子時，仍比一般人更容易出現肥胖及第二型糖尿病的問題。2014年，科學家也用老鼠做了一場有名的實驗，讓懷孕的母鼠挨餓生出的小鼠，容易肥胖並產生第二型糖尿病。儘管讓這些小鼠回到正常飲食，生出的後代仍有肥胖和第二型糖尿病的狀況，一直到第三代的小鼠才回復正常。[4]

　　除了周圍環境會改變基因以外，營養也與基因調整息息相關，老鼠身上有一種「刺鼠肽基因（也稱 Agouti Gene、刺鼠基因）」，是一種決定哺乳動物毛色分布、造

成老鼠肥胖的基因，曾經有研究指出，讓具有相同基因的懷孕母老鼠餵食不同食物，其中一組投與好的營養素：維生素 B_{12}、膽鹼及腺苷甲硫胺酸（S-Adenosyl Methionine, SAMe）等，控制組則並未給予維生素。控制組的母老鼠產下黃色、肥胖、患有糖尿病的小老鼠；而有營養素介入的那組產下的小老鼠，則身體較不易肥胖並且毛髮為褐色毛。顯而易見的是，儘管母老鼠們皆帶有對外觀有害的刺鼠肽基因，在懷孕過程中若給予好的營養素，這些好的營養成分會將下一代的刺鼠肽基因關掉。

除了肥胖與基因相關外，最多人探討的基因問題，常圍繞在「癌症」身上，醫療上甚至有許多種類的基因檢測選擇，篩檢你是否帶有容易致癌的基因體質（我也幫自己與家人安排相關檢測，幸運的是我與家人並未帶有致癌基因）。其中最著名的例子，莫過於好萊塢女星安潔莉娜裘莉，曾在美國紐約時報發表一篇名為＜我的醫療選擇＞（My Medical Choice）的公開信，由於她親愛的母親在 46 歲發現罹患乳癌，56 歲就過世；她的阿姨也死於乳癌，享年 61 歲。

"Life comes with many challenges. The ones that should not scare us are the ones we can take on and take control of." — by Angelina Jolie

「生命本就存在著許多挑戰，但我們不該被那些可以控制的事件給嚇到。」

—— 安潔莉娜裘莉

　　兩個事件讓她做了相關的癌症基因檢查，結果因為發現自己帶有「有缺陷」BRCA1 基因，因此進行雙乳切除手術，甚至計畫性的再接受預防性的卵巢加輸卵管切除手術，以減少卵巢癌的發生。這件事情為預防基因醫學拋下一顆震撼彈！尤其是醫療界，對於安潔莉娜裘莉公開說明自己做出預防性切除乳房手術的事件評價兩極。有些人持贊成意見，由於考量帶有 BRCA 基因突變的婦女終其一生約有 87% 及 40% 罹患乳癌和 16~60% 罹患卵巢癌的風險（至70歲估計）。以發生風險的考量來說，確實比一般人來得高上許多，因此尊重她做了對她自身負責的「醫療選擇」；然而另外一些專家並不這麼認為，你知道美國人攜帶 BRCA 基因的機率嗎？美國光帶有 BRCA1 及 BRCA2 的女性，就高達 1/300 和 1/800，如果每個人都選擇這樣的預防手術作為預防乳癌

的策略，試想未來將會有多少女人沒有乳房？

　　我對每個個體所做的選擇抱持尊重態度，只是多少會擔心，這樣的事件會讓一般大眾對基因檢測造成錯誤的認知。確實不可否認的，基因會直接或間接地改變我們罹癌的發生率，但**許多文獻中對於罹癌原因的整理中，基因占了小部分（10%），絕大部分來自環境的影響（90%），包括：生活習慣、飲食、壓力、接觸毒物等**。一篇 2008 年癌症研究評論中，只將癌症風險歸納在基因缺陷的部分占比 5~10%，環境及生活型態等因素則占比 90~95%。[5] 美國疾病控制與預防中心（Centers for Disease Control and Prevention, CDC）也特別提及「基因僅占造成疾病原因的 10%，其他顯然是來自環境因素，因此要了解起因及預防疾病的發生，就需要研究個別的環境因素」[6]。

　　以上這些例子告訴我們幾件事，當你還在抱怨父母帶給你肥胖、致癌基因時，不如好好審視「基因是可以被後天的營養、環境所影響的」，儘管我們帶有肥胖基因（甚至致癌基因），也不該因此氣餒，因為後天的行為跟對自己負責任的態度，才是決定身材是否肥胖的關鍵！若家中有肥胖體質的父母，你可以把這樣的基因當作先天的挑戰，

或許我們需要比旁人更加倍的用心與努力，但絕對不代表你此生與纖細體態無緣，永遠記得：瘦與胖，全來自你怎麼對待自己的身體！

資料來源：

1　財團法人罕見疾病協會 http://www.tfrd.org.tw/tfrd/rare_b/view/id/148

2　Diabetes in numbers.Nature volume 485, pages S2–S3（2012）

3　He XJ, Zhou LB, Pan QZ, Barron AB, Yan WY, Zeng ZJ. Making a queen: an epigenetic analysis of the robustness of the honeybee（Apis mellifera）queen developmental pathway. Mol Ecol. 2017 Mar;26（6）:1598-1607. doi: 10.1111/mec.13990.

4　In utero undernourishment perturbs the adult sperm methylome and intergenerational metabolism. Science 15 Aug 2014, Vol. 345, Issue 6198, 1255903.

5　Cancer is a Preventable Disease that Requires Major Lifestyle Changes. Pharm Res. 2008 Sep; 25（9）: 2097–2116.

6　Exposome and Exposomics. Centers for Disease Control and Prevention, CDC. https://www.cdc.gov/niosh/topics/exposome/

飲食方便下的塑化劑之毒

　　塑化劑汙染對現代人已經不陌生，便利生活中充斥著塑膠材料：手搖飲的塑膠杯、外帶的便當紙盒、塑膠袋，以及各式各樣的一次性塑膠容器、香水、指甲油……如果仔細算，恐怕你會很驚訝每一天與塑膠為伍到多麼「親密」的狀態。以下跟大家分享一個跟肥胖有關的案例：

　　有一位 30 歲、80 多公斤的女性尋求協助，她回憶說，自開始工作以來，身體就亂糟糟，除了體重直線上升（工作 5 年多，體重上升 13 公斤）；曾在工作中途因大量血崩暈倒，被送醫確診缺鐵性貧血，經過詳細檢查後，發現身體裡有個 8 公分大的肌瘤，因長在特殊位置，當月經來潮就容易大血崩，也就是造成嚴重缺鐵性貧血的原因。在來找我之前，她額外做了詳細的全身健康檢查，發現在雙側乳房有多顆乳房纖維囊腫。

　　雖然以上狀況都屬於良性，但年紀輕輕的她無法接受這些突然產生的疾病，便歸咎於過大的工作壓力。我幫她安排環境

塑化劑檢查，在尿液中驗到多種塑化劑殘留，其中還驗出大量的 MEHP（鄰苯二甲酸），這是惡名昭彰的 DEHP（鄰苯二甲酸二）經過身體的代謝產物。換言之，她身體可能含有高量的 DEHP（鄰苯二甲酸二）殘留。在經過深入了解後才發現，她本身的工作性質剛好在塑膠類型產業，又因工作時數長，她常在公司附近的夜市外帶食物回家，草草解決晚餐。經過多年累積，身體終於出現警訊。

我們立刻開始安排排除塑化劑的完整計畫，因為造成她身體的 3 個問題（肥胖、子宮肌瘤、乳房纖維囊腫）皆可能源自過高的塑化劑。

肥胖可能與我們身體的一種內分泌激素「胰島素」有關，塑化劑是否也會影響到其他非雌激素的內分泌系統？**其實已有不少研究發現，接觸過量的塑化劑也會導致肥胖。**

哪些東西含有塑化劑？

塑膠材料本身源於石化工業的高分子聚合物，一旦在塑膠材料中加入少許塑化劑，就可以提升柔軟度並加強韌性。舉凡衣服、食物包裝、醫藥產品到美妝用品等，許多

我們生活常接觸的必需品，都可能含有塑化劑。

例如，PVC 材質本身相當堅硬（硬式水管的材料就是 PVC），但只要加入塑化劑，它就能搖身一變成為柔軟、易伸縮的材質。像保鮮膜有一大部分是用含有塑化劑的 PVC 材質，**當塑化劑接觸「油脂食物、酸性物質或高溫」，就可能將有毒物質釋出於食物中。**

讓我們開始回想一整天可能會用到保鮮膜的情境：

小資女起床後、刷牙漱口前，將昨天吃一半冰在冰箱的饅頭放進微波爐加熱（這是比電鍋加熱更快的方式），於是用來包饅頭的保鮮膜順理成章跟著進了微波爐。

加班後的夜晚，**餐廳早已關門**，好險附近還有 24 小時營業的超商，明知道微波加熱塑膠包裝可能帶來風險，但冷颼颼的天氣總需要熱熱的東西暖胃，於是你提起麻辣燙結帳，請店員幫你加熱。

其實你胖得很冤枉

我幾乎不敢想像會有人長年累月地這樣過生活，他的身體到底殘留了多少塑化劑更是無法想像？當然，由於現在健康意識抬頭，也有所謂不添加塑化劑的保鮮膜材質（例如：PE 聚乙烯或 PMP 聚甲基戊烯），但是一經高溫加熱之後，其他不方便，例如：容易融化、透氣程度不佳等等問題也同樣存在；更不用提，在忙碌生活中還能不能在每次購買中都仔細研究保鮮膜材質？想必能每次都這樣細心研究的人，仍屬於少數。

　　除了保鮮膜之外，女孩們更要提高警覺！對愛美的女性而言，漂亮的指甲光療、香氛紓壓的洗髮精、沐浴乳、化妝品或美妝用品，都是常態性必需品。但在這些美麗與香氣的背後，你恐怕需要付出肉眼看不到的代價。

　　比如**鄰苯二甲酸酯類**就是常作為定香劑的原料，除了可以讓商品保持香料氣味外，也讓指甲油看起來更光滑。由於鄰苯二甲酸酯類結構和雌激素相似，進入人體後會干擾人體內分泌，被認為對生殖系統有相當風險，除了性早熟、精蟲減少等影響外，也會對孕婦胎兒有一定的風險。[1]因此，我常告誡女性友人，美麗是一時的，健康卻是一輩子，能少用就少用點吧！

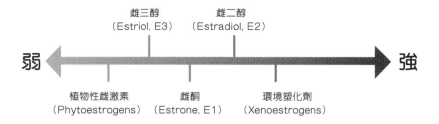

各種雌激素生物活性

雌三醇
(Estriol, E3)

雌二醇
(Estradiol, E2)

弱　　　　　　　　　　　　　　　　　　　　　　　強

植物性雌激素
(Phytoestrogens)

雌酮
(Estrone, E1)

環境塑化劑
(Xenoestrogens)

很多人更年期時會補充大豆，但很擔心植物性雌激素會不會導致女性器官過度刺激產生癌化，我常拿這張圖跟患者解釋，**雌二醇、雌三醇、雌酮**是女性身體會自主分泌的雌激素；**植物性雌激素**通常是女性更年期後補充的，例如：大豆異黃酮；環境塑化劑就是這個章節提的身體接觸的汙染毒素，簡稱塑化劑。你可以從上圖清楚看到，植物性雌激素對身體荷爾蒙影響較低；相反地，環境汙染性雌激素（也就是塑化劑）對女性器官刺激的活性甚至高於身體分泌的雌激素，因此與其過度擔心植物性雌激素會造成性荷爾蒙過度刺激導致癌化，更該擔心的是環境荷爾蒙對身體造成的負面影響。

　　許多與塑化劑相關的研究主軸，仍設定它是內分泌干擾物。2007 年，《環境與健康》雜誌的一份研究中，針對美國國家健康與研究調查研究機構（NHANES）分析 5000多人的尿液中與塑化劑有關的代謝產物，發現腰圍與胰島素阻抗、塑化劑代謝物呈現正相關。另一則 2008 年的研究中，也發現塑化劑與 BMI 指數呈現高度相關。

　　塑化劑與肥胖的關聯性不止於成人身上，《美國醫學

　　　　　　　　　　　　　　　　其實你胖得很冤枉

會雜誌》（JAMA）在 2012 年發表一篇文章，收集 2000 多位 6 ～ 19 歲的兒童，發現環境塑化劑雙酚 A（Bisphenol A）可能造成孩童期的肥胖。[2]（這篇文章蒐集期間在 2003~2008 年，現代人已經對雙酚 A 造成身體的影響有足夠的認識，因此會使用 BPA FREE〔不含雙酚 A〕的產品，因此若是現在做這樣的實驗，恐怕就不太準確。）

「那我不要使用含雙酚 A 的水壺不就好了！反正現在市面上的產品確實也有在幫我們過濾這個塑化劑成分啊！」

確實，惡名昭彰的雙酚 A 早在多年來的新聞報導中，以及歐美國家對此毒素的重視程度下，許多產品都標榜不含雙酚 A。但你以為對人體有害的塑化劑只有這個嗎？當然不是！許多人並不知道，其實塑化劑只是個統稱，它裡頭還分很多項目，有些塑化劑因為受到健康議題的關注，因此產品會特別標榜「不含某某環境塑化劑成分」，但這並不代表它不含「其他種類」的塑化劑。目前已有許多不同種類的塑化劑也陸續被發現會影響健康。

我們延伸上述雙酚 A 話題，許多父母擔憂孩童的健康，因此幫他選擇 BPA FREE（不含雙酚 A）的產品，在 2018 年一篇系統性回顧中點出，不止雙酚 A 會造成兒童肥胖，

鄰苯二甲酸酯（Phthalates）系列也可能與兒童肥胖有相關性。[3] 其實我們在臨床上觀察，也發現這樣的現象，也與其他主攻功能營養醫學療法的醫生交流過這樣的議題。我們發現，特別喜歡外食、手搖飲、BMI 指數超過 30 以上（已屬於肥胖診斷）的人，檢驗塑化劑指數往往都超標很多！甚至，我在治療的某些肥胖患者，有些人還尚未進行飲食或其他療程的體重控制，單純用天然方式將體內塑化劑排除，就能減輕 1 ～ 2 公斤體重。

我們常說手搖飲不好，其中最大的壞處之一是熱量超高，但你以為只有「熱量」造成肥胖嗎？裝手搖飲的「杯子」也可能是兇手！

如何避開塑化劑之毒？

要避開危險，首先就必須認識哪些是危險對象，一旦你知道哪些東西可能含有塑化劑，想避開或排除體內的塑化劑就容易多了。

一、減少使用

塑化劑大致上分成三種大類：鄰苯二甲酸酯類、對羥

基苯甲酸酯類、酚類。我用以下表格簡單敘述這三大類塑化劑可能的接觸來源，你就能以此類推生活周遭的用品，就算你看不懂成分標示，當遇到疑似產品時，也可以聰明避開！

第一類

鄰苯二甲酸酯類（Phthalates, PAEs）	
鄰苯二甲酸酯類常為**透明、無色的液體狀**（部分鄰苯二甲酸酯含有香味），被用來**添加到塑膠中以增強彈性、透明度、耐用性**（例如：軟化聚氯乙烯（PVC））。也可被作為定香劑，用於洗髮精、香水等用途。	
＊重點整理：此類塑化劑容易出現在「**軟化塑膠、定香劑**」類型產品。	
塑化劑項目	常見來源
DMP， 鄰苯二甲酸甲酯	衛生用品、護理用品、塑膠製品、除蟲劑等
DEP， 鄰苯二甲酸二乙酯	食品包裝、藥品包裝、塑膠玩具、化妝品等
DBP， 鄰苯二甲酸二丁酯	定型液、黏著劑、油漆、指甲油等
BBzP， 鄰苯二甲酸丁基苯甲酯	軟化劑等

DEHP, 鄰苯二甲酸二酯 （2- 乙基已基）	食品包裝、醫療器材、藥品包裝、塑膠玩具、壁紙、居家用品等
DINP, 鄰苯二甲酸二異壬酯	建築材料等

第二類

對羥基苯甲酸酯類（Paraben）

對羥基苯甲酸酯類對**黴菌、真菌等類**的微生物具有**抑菌效果**，能破壞微生物的細胞膜、使細胞內的蛋白質變性、可抑制微生物細胞的呼吸酶與電子傳遞酶的活性，因此常添加在**化妝品和藥物的防腐劑**上，有時也會被用在食品添加劑中。例如：洗髮精、潤膚膏、刮鬍膏、外用藥品、噴霧溶劑、化妝品和牙膏產品中，均可找到此類化合物。

＊重點整理：此類塑化劑容易出現在「**需防腐的食品或化妝品**」

塑化劑項目	常見來源
MP, 對羥基苯甲酸甲酯	化妝品、防曬乳、藥品等
EP, 對羥基苯甲酸乙酯	化妝品、食品添加物、藥品等
PP, 對羥基苯甲酸丙酯	化妝品、防曬乳、動物飼料等
BP, 對羥基苯甲酸丁酯	食品添加物、防曬乳、飼料等

第三類

酚類（Phenol）
雙酚 A（Bisphenol A）：常作為 **PC 材質或罐頭內壁塗層的原料。** 烷基酚聚乙氧基醇（Alkylphenol Polyethoxylates, APEs）：常使用於**家庭和工業產品中的非離子界面活性劑**；由於這類型化合物使用量相當大，經排放至環境中，可被微生物降解成烷基酚聚乙氧基醇類與烷基酚類（Alkylphenols, APs）（下方提到的 NP、4-t-OP、2, 4-di-t-BP 就屬於降解的產物），相關研究指出，可於**飲水、米飯、水產類、蔬菜類**中檢測出此類塑化劑殘留。
＊重點整理：此類塑化劑容易出現在「**罐頭內層、非離子界面活性劑、汙染水源**」

塑化劑項目	常見來源
BPA, 雙酚 A	塑膠用品、罐頭內塗層、熱感應紙、醫療器材、塑膠水壺等
NP, 壬基苯酚	非離子界面活性劑、乳化劑、清潔劑、黏著劑、受汙染之食物等
4-t-OP, 辛基苯酚	非離子界面活性劑、乳化劑、清潔劑、黏著劑、受汙染之食物等
2, 4-di t-BP, 丁基苯酚	非離子界面活性劑、乳化劑、清潔劑、黏著劑、受汙染之食物等

我們要**降低接觸塑化劑，當然最直接的方法就是減少使用**，盡可能減少用到塑膠材質容器（多用陶瓷、不鏽鋼或玻璃容器），並養成飲食前洗手的好習慣，不僅可以預防病毒病原從手入口，更可避免不小心食入藏在環境中的塑化劑。

　　若是在外面臨時起意必須買東西且一定要用到塑膠產品，**若接觸的食物為高溫、含有油脂，則應避免塑膠製品與食物長期接觸**，盡可能在一回到住處就立刻將包裝退去，減少塑化劑滲入食物的風險。

　　除了食物以外，愛美女性常使用的指甲油、洗髮精、沐浴乳、化妝品、香水，要特別留意其中的定香劑，卸妝務必清除乾淨，香氣太重的洗髮精、沐浴乳，甚至洗衣精都應盡量減少使用。許多人家裡會用巧拼防止孩童意外跌落，若巧拼屬 PVC 材質，要小心含有塑化劑的風險（然而，還是要再三提醒，非 PVC 材質絕不代表就安全避開塑化劑風險），因為塑化劑不單只是透過食物進入人體，皮膚接觸也可能會使塑化劑殘留體內，若家中真的含有疑似塑化劑的製品，就請小孩養成習慣，飯前勤洗手，絕對是降低塑化劑汙染的不二法門！

二、強化身體對塑化劑的代謝能力

這是塑化劑在身體的代謝途徑，塑化劑經由飲食、皮膚接觸等進入體內，當身體吸收到塑化劑成分時，會有 15~20% **儲存在脂肪裡**；其他 80~85% **則會進入肝臟**的解毒系統進行解毒，解毒後的產物會經由**腸道**系統（糞便）與**泌尿道**系統（尿液）排出體外。

我常遇到這樣的患者，體內檢測出各式各樣的塑化劑，仔細檢視他們的生活作息會發現一些通病：**常熬夜、飲酒**（影響肝臟解毒）；大量的工作壓力加上少攝取蔬菜水分，**便秘**也很常見（影響腸道排毒）；不想常跑廁所，**水分攝取減少**（影響泌尿系統排毒）。一般人常見的三大習慣，加上長期外食、外帶或不經意接觸到塑化劑，就讓塑化劑在你體內恣意作亂。

解決方法如下：

① **不熬夜、不飲酒**：讓肝臟健康的發揮解毒作用。

② **多喝水**：一天建議的喝水量是體重的 32 倍（體重 kg ×32 ＝一天喝水量），多喝水增加排尿，讓塑化劑不在泌尿系統內停留太久，反而又被吸收回去。

③ **不便秘**：腸道問題是許多疾病的元凶，塑化劑也是，顧好腸道健康絕對是必要的！

④ **飲食補充**：十字花科類蔬菜（例如：花椰菜、高麗菜、青江菜、白蘿蔔、大白菜等），這類蔬菜中含有異硫氰酸鹽（ITCs），它會在芥子酶分解作用下形成蘿蔔硫素和吲哚 -3- 甲醇（indole-3-carbinol, I3C），能幫助肝臟代謝塑化劑。

小提醒

　　儘管排除系統做得再好，仍有 15~20% 儲存在脂肪裡，因此避開塑化劑來源仍然是十分重要的。

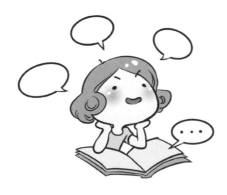

　　　　　　　　　　其實你胖得很冤枉

環境荷爾蒙代謝路徑

磷苯二甲酸酯類		對羥基苯甲酸酯類		酚類	
PET	肥皂	保養品	乳液	PVC	清潔劑
PVC	保鮮盒	化妝品	護手霜	漱口水	洗衣粉
PS	保鮮膜	髮雕	香水	環保水壺	塑膠袋
塑膠杯盤	飲料瓶	髮膠	口紅	嬰幼兒奶瓶	罐頭塗料
指甲油	乙烯基地板	粉餅盒		熱感應紙	電子垃圾
塑膠袋	寶特瓶				
玩具					

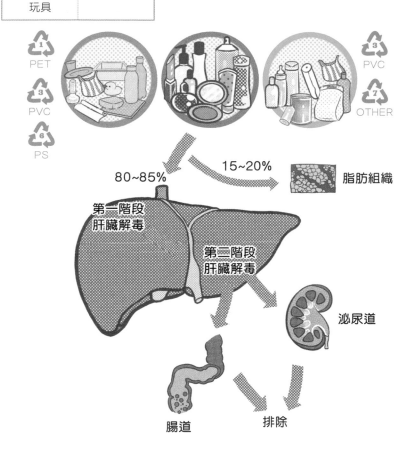

塑化劑到底隱藏什麼恐怖的危機？

塑化劑涵蓋的物質很多，大致分三大類：鄰苯二甲酸酯類、對羥基苯甲酸酯類、酚類。其中，鄰苯二甲酸酯因結構和雌激素相似，被認定為環境干擾物，經由類雌激素作用干擾環境及生物體，對生殖系統或腫瘤生成都可能有影響。鄰苯二甲酸酯最多的研究是關於男性生殖系統，動物實驗已經指出可引起**睪丸發育不全、男性生殖器發育異常、精子功能障礙**，甚至有可能引起睪丸癌。懷孕母親的鄰苯二甲酸酯值越高，則**男嬰兒可能有女性化情形**。

至於對女性的影響，台灣研究發現鄰苯二甲酸酯類高濃度暴露和女童早熟症有關；研究顯示塑化劑過度暴露，可能與雌激素相關的婦女疾病，例如：**子宮肌瘤、子宮肌腺瘤、內膜異位症**有關；甚至若孕婦懷孕期間過分接觸塑化劑，也可能**影響孕婦甲狀腺**功能。

除了上述以外，塑化劑對健康所衍生的問題越來越廣，除了前面提到的這些影響外，近年來發現塑化劑甚至

　　　　　　　　　　　其實你胖得很冤枉

「可能」改變大腦的認知功能。在身心科重要的指標書籍《精神疾病診斷與統計手冊》第五版（DSM-5）中，多數的疾病常發生於成年人（例如：憂鬱症、躁鬱症、思覺失調等），然而有個疾病稱作「泛自閉症障礙相關疾病」（Autism Spectrum Disorders, ASD）卻常發生於幼童。而在近 10 ～ 20 年間，這類型的患者有不正常上升趨勢。雖然可能與此疾病就醫意願提升而讓確診人數升高（甚至有人提出可能與基因有關），但單僅用就醫意願增加似乎無法完全解釋不正常上升原因的全貌。

近年就有發表相關研究，針對常見的環境塑化劑鄰苯二甲醛二（DEHP，也是屬於鄰苯二甲酸酯類別），研究它與自閉症之間的關聯。該研究將平均 11 歲左右的孩童分成兩組，一組是患有自閉症孩童（48 位）與另一組未患病孩童（45 位）。研究發現，自閉症組的尿液中 DEHP 塑化劑濃度幾乎比對照組高出 2 倍之多。根據這個研究所呈現的結果得出，兒童對鄰苯二甲醛二（DHEP）暴露量與罹患自閉症的現象呈現正相關。

資料來源：

1 Testa C, Nuti F, Hayek J, De Felice C, Chelli M, Rovero P, Latini G, Papini AM. ASN Neuro. Di-（2-ethylhexyl） phthalate and autism spectrum disorders. 2012 May 30;4（4）:223-229

2 Association Between Urinary Bisphenol A Concentration and Obesity Prevalence in Children and Adolescents. JAMA, September 19, 2012—Vol 308, No. 11

3 Association of Endocrine Disrupting Chemicals, Bisphenol A and Phthalates, with Childhood Obesity: A Systematic Review.J Pediatr Rev. 2018; 6（1）:e11894.

其實你胖得很冤枉

減重的最後一哩路：
營養食物的魔術

　　談到體重與肥胖間的關聯，當然不外乎關聯到「嘴巴吃進去」了什麼！而吃進去的東西在過去的觀念，不外乎就是「熱量！熱量！熱量！」。熱量，成為大家迫切討論的議題，當將減重與飲食的重點引導轉向「熱量」時，你就已經犯了第一個錯誤！

　　下圖左右的食物，儘管熱量一樣，請問你覺得哪一項比較健康？

熱量比一比

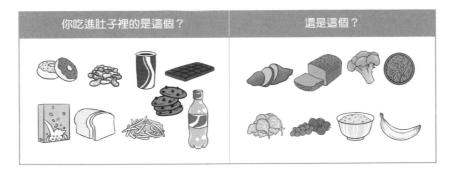

| 你吃進肚子裡的是這個？ | 還是這個？ |

在功能醫學門診裡，醫師可以藉由抽血的方式，直接檢測個案血液中的營養素（包含：抗氧化維生素、Omega-3、礦物質、氨基酸等），因此人體內的營養元素是否缺乏展露無遺。曾經有一次的功能醫學研討會中，一位授課講課醫師提出一個他在減重門診的臨床發現：手中有肥胖困擾的病人（這邊指的是 BMI ≥ 27），普遍缺乏維生素與礦物質等必需元素。（我很喜歡聆聽一些演講課程，主要是因為可以從其他醫師的臨床的經驗中去佐證自己的想法。）

　　當時，我聽到他的演講內心一陣激動！是啊！跟我臨床的發現一模一樣。許多相關的醫療文獻也正討論著這樣的現象[1, 2, 3]。功能營養醫學最重視的是營養的攝取，與體重相關聯的身體構造，不單純只有「肌肉、脂肪」（這常常是許多人的一種迷思，要對抗肥胖就要剷除脂肪、增加肌肉），這並不是說增肌減脂是不好的事，然而，我們的身體的確不單只有肌肉跟脂肪，它還有骨骼、血液、皮膚、器官、荷爾蒙等支持著身體，身體每一個代謝機轉、器官解毒合成、不同系統的調節合作，都直接間接的影響著我們身體自己判斷它需要的肌肉與脂肪量。

　　「吃入營養素豐富的食物、而非吃入缺乏微量元素的

　　　　　　　　　　　　　　　其實你胖得很冤枉

食品」，我在此提出簡單的幾大步驟，讓你自我檢視、自我重整飲食節奏，當你擅用營養食物的魔術，你就離減重的最後一哩路不遠了！

多元食物：彩虹顏色判斷法

由於我不是營養師，相信許多閱讀此書的讀者，儘管你認真鑽研減重相關的營養素、卡路里，但也都無法像營養師如此善於了解各種食物所含有的營養素。正如我此章節中提到的「吃入營養素豐富的食物」，並且遠離身體缺乏各種營養素的窘境，飲食結構的調整與改變成為一項你必須執行的功課。

請試著回想上個禮拜你所吃的每一餐吧！如果是上班族的你，白天可能順手在附近的早餐店拿一個巧克力吐司配上一杯冰奶茶；中午可能跟著辦公室的同仁們點一個炸排骨便當；晚餐終於可以自由的選擇食物了，但由於太累，你只好叫一個外送炸雞餐，好好的犒賞自己一番。

我曾經遇過一位胖胖的勇敢女生，她一畢業後便單獨北上工作，由於家中經濟狀況不好，她將所有賺取到的收入拿去繳

房租、付孝親費。過了將近 7、8 年的打拚生活，終於在工作崗位上開始升官、收入也逐漸增加，有精神與時間處理她的肥胖問題，於是我們相遇了。

儘管她的生活變得較為富裕，但核心價值觀不變（在各方面能省則省）。在門診治療的初期，我就發現她非常不好的飲食習慣，從她的飲食照片日記中發現，她可以單靠一條便利超商的吐司果腹過好幾天，或者單吃白米飯配醬油過日子。

「你怎麼會吃得這麼可憐？」我問道，「不會啊！這樣我可以很精準的計算熱量，一碗白飯 280 卡、一片吐司 80 卡……」第一次問她飲食習慣時，她還很驕傲的跟我分享她計算熱量的方式。我非常不認可的搖了搖頭！

我給她的第一個任務，就是好好的豐富化她的飲食組成。我請她每天用照片記錄每餐的食物，並且在拍完照片後欣賞一下食物的「自拍照」，回過頭欣賞自己地「食物照」在減重過程是相當重要的習慣，我要她欣賞什麼呢？算算這張照片有「幾種顏色」在餐盤裡。

我們都知道身體需要各式各樣的營養素，從抗氧化維生素礦物質都有，而往往不同的顏色就具備有不同種類的營養素，例如：紅色的番茄含有茄紅素、黃色的玉米含有玉米黃素、綠

色的花椰菜含有吲哚、白蘿蔔含有含硫化合物……儘管不是每一種顏色就一定對應到相對的營養素,然而用食物的顏色去分別攝取不同營養素,對於沒有營養背景的一般民眾來說,確實是一種簡單易記的飲食攝取法。

代表色	代表食物	主要植化素
紅	胡蘿蔔、紅甜椒、紅鳳菜、甜菜根、紅辣椒、紅番茄、西瓜、草莓、蔓越莓、紅蘋果、紅石榴	茄紅素 花青素
橙黃	南瓜、玉米、地瓜、木瓜、柑橘、鳳梨、芒果、柿子、葡萄柚、黃豆及其製品	β-胡蘿蔔素 玉米黃素 類黃酮素
綠	花椰菜、蘆筍、秋葵、芹菜、九層塔、青椒、地瓜葉、四季豆、韭菜、綠奇異果、芭樂、酪梨、綠茶	類黃酮素 花青素 吲哚
白	白蘿蔔、苦瓜、高麗菜、洋蔥、大蒜、百合、菇類、山藥、水梨、桃子、香蕉	含礦化合物 多酚 植物性雌激素
藍紫黑	茄子、紫高麗菜、木耳、海藻類、香菇、黑豆、芝麻、紫葡萄、藍莓、黑棗	類黃酮素 類胡蘿蔔素 花青素

我交代這個女孩養成「欣賞自己食物自拍照」的習慣，並且嚴格要求在**每張照片中必須充滿 4 種以上的顏色**，我門診中許多個案在聽到這種要求的初期，都沒有辦法接受這樣的飲食習慣。可能因為太過於麻煩、也可能是顛覆了他過去對減重的認知。「好。」她想都不想的答應我，就這樣她開始展開了「**彩虹飲食食物餐盤**」，減重的時間大約是 8 個月左右，她總共下降了 8 公斤並且成功地維持了這個體重至今。（請再容許我提醒各位一次，減下來的公斤數並非重點，重點在是否能維持體重。）

　　大約 1 年半後的某一天，她又出現在我的診間，她更瘦了一些！原來她特別要給我捎來好消息，她很感謝我給的飲食建議，因為她身邊的許多朋友也在減重，但總是減得面黃肌瘦、營養不良的樣子，只有她越吃氣色越好。而且，我給她的這個建議方針，到如今她仍然可以輕鬆的運用於每天的日常，不會讓她感到減重的痛苦，她真的對現在的瘦身成果感到相當開心跟充滿自信。

　　我在這邊特別分享給讀者我的小經驗，我們常常會想利用某種號稱對減重「超有效」的方式（我們對「超有效」

　　　　　　　　　　　　　　　　其實你胖得很冤枉

這個名詞總是難以抗拒）。然而，這個世界上沒有一種絕對的減重方式，只有一種「對你適合」的減重方式！你必須要耐心的去審思自己身體的問題點、找到後逐一破解，給予相對應的策略（不論是調節身體潛在問題，亦或是選一種適合的飲食策略）那就會是對你最棒的減重配方。

多用「原型食物」取代「精緻食物」，
吃進真正的食物

這邊我將我們常容易攝取到的食物分成兩種類型：「原型食物」v.s「過度加工產品（Ultra-processed food）」。什麼是過度加工產品？我們都知道加工食品對於身體健康不利，然而加工食品會造成減重上的什麼阻力呢？

A. 過度加工產品造成身體缺乏微量營養元素

如同這個章節的第一個段落所強調的，營養元素雖然並不被算進熱量中，但卻參與身體各個器官、酵素、輔酶因子等的運用，雖然我們無法像計算卡路里般，量化這些營養素帶來減重的經濟效應。然而，攝取充分的營養元素確實對於肥胖調理具有一定程度的效果。

事實上，過度加工食物會使得食物本身的營養元素流失，我們吃進去的除了熱量、還是熱量。曾經有一個針對巴西飲食做的研究，它統計了過度加工產品所可能帶來的特定營養元素缺乏，其中包括了：維生素 A、C、E，礦物質鈣、鎂、鋅、鉀，還有膳食纖維的缺乏。[4] 當你長久依賴以過度加工產品為主要飲食攝取來源，相對下便容易缺乏這些類型的營養，進而造成潛在肥胖風險。

B. 過度加工產品食物熱效應下降，變相吃進較高熱量

食物熱效應（Thermic Effect of Food, TEF），指的是人體攝取各種食物後，不同種類食物在消化、吸收、合成身體成分等過程中，皆會需要消耗身體的熱量。

換言之，倘若你善加利用可提高食物熱效應的食物、或生活習慣，那你可能比別人更有權利飽餐一頓。然而，哪些生活習慣跟飲食習慣可以產生比較高的食物熱效應呢？

產生較高食物熱效應的方式：[5]

① **生活習慣：**

・規則時間定時定餐（非少量多餐）

其實你胖得很冤枉

· 細嚼慢嚥的飲食習慣

② **飲食組成：**

· 「非精緻食物」有較高食物熱效應

　　過度加工食物由於食物的熱效應較低；換言之，儘管你吃進同樣卡路里的食物，吃原型食物的人會比起愛加工食物的你不容易發胖。特別有趣的是，食物熱效應會隨著「幾點進食」而有所不同喔！我們常聽到長輩會說「早餐吃得像皇帝，午餐吃得像平民，晚餐吃得像乞丐」，或者有人叫你不要吃消夜，其實這些說法可能都與食物熱效應有關，研究統計發現，進食同樣的食物，**早餐所產生的食物熱效應最大，再來是中餐，最少的是晚餐**。所以，為什麼有些人的經驗會認為早餐吃得多也不會發胖，可能跟這個因素有關，還是要特別提醒，食物熱效應當然不可能「主動」幫助你消耗熱量，我們只能利用這個原理，善加在飲食過程中玩魔法，讓自己可以吃得開心，但還可以維持體重、甚至瘦身。

C. 過度加工產品，高升糖指數（Glycemic Index, GI 值）

　　相信有在鑽研減重方法的你，可能都聽過 GI 值（升糖

指數）。簡單來說，GI 值是指食物對增加血糖快慢的影響力。尤其在胰島素阻抗的個案身上，我們最禁忌吃入高 GI 值的食物；當然相反的，長期習慣吃高 GI 值食物也容易讓血糖震盪，容易產生胰島素阻抗體質。不幸的是，加工產品往往都具備有高 GI 值的特質（例如：過度精緻化的蛋糕、餅乾、甜點）。因此，這種類型食物不利於減重者的治療過程，儘管你並沒有打算減重，我也不推薦你平日飲食中選擇過多這類型食物，小心越吃越胖！

　　很多民眾聽到我給他這個飲食處方時，常會感到相當洩氣：「我就很喜歡吃蛋糕，總不能因為減肥的關係，我這輩子都與蛋糕無緣了吧！」當然，以健康原則上來說，我會鼓勵你永遠都不碰這些食物，然而，這幾乎不可能。我會建議你可以考慮：「改個時間」吃加工食物 ──「**飯後**」。飯後，是我認為我可以妥協的折衷方法，正餐吃完後你可以選擇一些加工食物，一方面因為已經有攝取到足夠的營養素、正餐也已經讓你血糖進入上升而不會過度進食的階段中，這時候來吃點加工食物，一方面，身體調節的結果通常不太讓你攝取過量的加工產品，二方面不讓你覺得自己為了減重，連口腹之欲都犧牲掉了。唯一要注意的事情是，

其實你胖得很冤枉

絕對不要過量！也千萬不要拿這些食物取代正餐！還是再度提醒，熱量標示上一模一樣的食物跟食品，在身體裡絕對不是同樣的意義！

與肥胖有關的營養元素

常有人對我說：「醫師，你不是擅長治療減肥嗎？趕快推薦我一款好用的減重保健食品。」每當我聽到這樣的要求時，都不免嘆一口氣！我花了一本書超過 9 萬多個字來描繪減重的複雜性，仍然嫌不夠詳細、完整，又該如何用簡單的一種保健食品就可以馬上達到減重效果？

確實在臨床上，我會運用一些營養元素來調理身體機能來甩掉肥胖，然而實際上應該如何運用呢？先提一些臨床上的研究發現，研究中發現肥胖的人普遍缺乏**脂溶性維生素（例如：維生素 A、D、E、K）、葉酸、維生素 B$_{12}$ 跟維生素 C。**[6] 另外，也有研究針對肥胖或有胰島素阻抗或糖尿病患者建議補充營養素，其中包括：**維生素 D、維生素 C、維生素 B$_7$（生物素）、維生素 B$_1$（硫胺素）和維生素 C。**[7]文獻結果天花亂墜，那我們到底應該如何決定，該使用哪些營養素介入個案肥胖治療？其實，我認為並非靠這些文獻來

決定你應該要多攝取哪方面的營養，營養素運用的重點在於找到你身體對應潛藏問題。

回歸到先前所提到的，找回自己的潛藏原因，給予正確治療方針，就可將效果最大化。下面我整理了先前提過各種不同的潛在原因，並且對應其所需的個別營養素，供大家回顧參考。

你的肥胖原因	與之對應的營養素鑰匙	牛津實證醫學中心分級	文獻出處
胰島素阻抗或血糖調節	鋅	level 1	7
	魚油	level 1	8
	鎂	level 1	9
	維生素 D	level 1	10、11
	B 群（葉酸）	level 1	12
	Q10	level 1	13
	益生菌	level 1	14
	膳食纖維	level 1	15
	鈣	level 2	16
高度壓力	維生素 B 群		
	益生菌		
	礦物質鎂		

腸漏症	維生素 A、維生素 B 群、維生素 C、維生素 D、維生素 E、礦物質鋅、麩醯氨酸、Omega 3		
甲狀腺低下	維生素 A、維生素 B 群、維生素 C、維生素 D、維生素 E、礦物質鋅、礦物質硒、礦物質碘		
環境塑化劑汙染	吲哚 -3- 甲醇		

提醒①：以上表格並非全部照著攝取，而應該針對你所缺乏的再給予補充即可。

提醒②：以下收集幾篇醫學文獻，討論特定與肥胖關聯的原因與營養素之間相關的研究，供讀者參考，我特別針對胰島素相關文獻與營養關聯，採用牛津實證醫學中心（Oxford Center for EBM）做分級，Level 1 到 5，科學上證據強度由強到弱。過去許多專家之所以不能夠很認同營養對於身體好處，主要原因與缺乏科學實證的證據力有關。然而，其實除了藥物以外，營養也有許多科學文獻能支持或否定其好處。

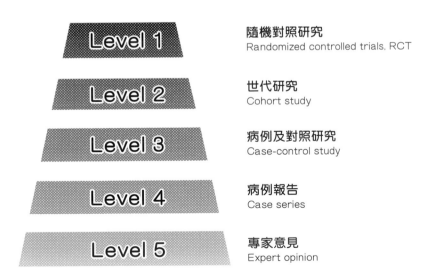

Level 1　**隨機對照研究**
　　　　　Randomized controlled trials, RCT

Level 2　**世代研究**
　　　　　Cohort study

Level 3　**病例及對照研究**
　　　　　Case-control study

Level 4　**病例報告**
　　　　　Case series

Level 5　**專家意見**
　　　　　Expert opinion

由於本書篇幅的關係，我只先列出高度有關的胰島素阻抗，文獻當然會隨著時間持續的增加、改變，我將營養有關聯文獻的新知做成一個 Line@：NutriCore 營養保健專家（ID 可搜尋：@nutricore，或掃下方 QRCode），從中可以閱讀更多與營養素有關的科學實證文獻（會不定期更新最新文獻），希望能提供民眾更多營養有關的知識。

 @nutricore

資料來源：

1 The Malnutrition of Obesity: Micronutrient Deficiencies That Promote Diabetes. ISRN Endocrinology Volume 2012, Article ID 103472

2 Paradoxical nutritional deficiency in overweight and obesity: the importance of nutrient density. Med J Aust. 2009 Feb 2;190（3）:149-51.

3 Micronutrient deficiency in the aetiology of obesity.International Journal of Obesity volume 34, 947-948（2010）

4 Impact of ultra-processed foods on micronutrient content in the Brazilian diet. https://doi.org/10.1590/S0034-8910.2015049006211

5 The Thermic Effect of Food: A Review. Journal of the American College of Nutrition, DOI: 10.1080/07315724.2018.1552544

6 Association between vitamin deficiency and metabolic disorders related to obesity.Crit Rev Food Sci Nutr. 2017 Oct 13;57（15）:3332-3343.

7 Zinc supplementation improves glycemic control for diabetes prevention and management: a systematic review and meta-analysis of randomized controlled trials. Am J Clin Nutr. 2019 Jul 1;110（1）:76-90.doi: 10.1093/ajcn/nqz041.

8 Fish oil supplementation and insulin sensitivity: a systematic review and meta-analysis. Lipids Health Dis.2017; 16: 131.Published online 2017 Jul 3. doi: 10.1186/s12944-017-0528-0

9 Magnesium intake and risk of type 2 diabetes: meta-analysis of prospective cohort studies. Diabetes Care. 2011 Sep;34（9）:2116-22. doi: 10.2337/dc11-0518.

10 Vitamin D Supplementation, Glycemic Control, and Insulin Resistance in Prediabetics: A Meta-Analysis. J Endocr Soc.2018 Jul 1; 2（7）: 687–709. Published online 2018 May 25. doi: 10.1210/js.2017-00472

11 The Effect of Vitamin D Supplementation on Glycemic Control in Type 2 Diabetes Patients: A Systematic Review and Meta-Analysis. Nutrients. 2018 Mar; 10（3）: 375. Published online 2018 Mar 19. doi: 10.3390/nu10030375

12 The effects of folate supplementation on glucose metabolism and risk of type 2 diabetes: a systematic review and meta-analysis of randomized controlled trials. Ann Epidemiol. 2018 Apr;28（4）:249-257.e1. doi: 10.1016/j.annepidem.2018.02.001.Epub 2018 Feb 10.

13 Effectiveness of Coenzyme Q10 Supplementation for Type 2 Diabetes Mellitus: A Systematic Review and Meta-Analysis. Int J Endocrinol.2018; 2018: 6484839. Published online 2018 Sep 16. doi: 10.1155/2018/6484839

14 Effects of probiotics supplement in patients with type 2 diabetes mellitus: A meta-analysis of randomized trials. Med Clin （Barc）. 2017 Apr 21;148（8）:362-370. doi: 10.1016/j.medcli.2016.11.036.Epub 2017 Feb 22.

15 Impact of dietary fiber supplementation on modulating microbiota–host–metabolic axes in obesity. Volume 64, February 2019, Pages 228-236

16 The Role of Vitamin D and Calcium in type 2 diabetes. A systematic Review and Meta-Analysis. J Clin Endocrinol Metab. 2007 Jun; 92（6）: 2017–2029.

其實你胖得很冤枉

〈後記〉
調整體重到最原始的狀態，
徹底解決肥胖背後的隱憂

　　本書最後，想跟你們分享我個人如何運用功能醫學的產後減重經驗。在寫這本書時，我剛生完第二胎，體重大約上升了 15 公斤，我很清楚要甩掉這 15 公斤，就必須親身實證我在功能醫學上常應用的策略。

　　女人在懷孕前後，荷爾蒙會經歷很大的變化，在前面章節中也有提到荷爾蒙與肥胖具高度的關聯性，因此首要之務就是讓我的荷爾蒙指數像飛機成功降落一般，平平穩穩的到達安全值，才不會讓懷孕跟荷爾蒙的起伏造成產後肥胖的後遺症。

　　我在剛生完孩子的半年內，並沒有做任何飲食控制或減重計畫，只專注於讓身心靈放鬆。這段期間，我要求自己在照顧孩子的同時，一定要給自己極大的空間，調整身心靈狀態。於是我專注於瑜伽、冥想這些放鬆身心的運動跟行為，同時盡可能只吃原型食物，並徹底執行我的「211 法則」，也就是大量的吃蔬菜，比例高達一餐的一半分量。

　　其實我在坐月子期間幾乎就已瘦下 10 公斤，但剩下

的 3 ～ 5 公斤，就是在懷孕過程形成的贅肉，也是最難剷除的。產後的 3 ～ 6 個月效果不彰，1 個月最多只下降 0.5 ～ 1 公斤。但我很清楚身體的調節本身就是這樣，你必須先讓身體回復到正常狀態，體重才可能乖乖聽你的話朝減重目標邁進。所以我只執行上述的放鬆行為，冥想、瑜伽、只吃原型食物，在產後不滿 6 個月時，就回到懷孕前的原本狀態了。

另外在這段期間，我也大量飲水，計算方式是我的體重 ×32 左右，撰文的此刻（2021 年 2 月底），是產後 8 個月左右，不僅體重已回復，身心靈狀態也回復了，於是我開始把高強度運動加入生活作息，飲食跟飲水沒有其他變化，到目前為止，體重仍然持續 1 ～ 2 個月下降 1 公斤。

其實最令我開心的是，過程中並未感到一絲痛苦，反而這次產後的復元，不管是身體或心理上的狀態，都遠比第一胎好很多。分享自己產後的減重過程，是要告訴大家一個重點，減重其實是一輩子的任務，但我不喜歡講減重這個詞，比較傾向說是調整體重到最原始的狀態。如果你還記得我在第一章節提到的，每個人都有一個體重基礎閾值，倘若體重基礎閾值回復到年輕時的狀態，當然減重的難易度也就變得輕鬆很多。

　　　　　　　　　　　原來減重跟你想的不一樣

謝謝你看完本書，這本書真的是我花了很多的心血，希望傳達正確的減重知識給每一位想減重的人。體重上升確實令人困擾，可能會覺得穿喜歡的衣服也不美，或是不喜歡自己的外觀等。但我還是必須重申，它可能只是一個身體的現象，我們必須看到身體給自己的警訊，並從警訊找出身體失衡的根源，開始做出調整，未來的減重之路才會變得輕鬆，而肥胖背後暗示的身體問題，也才能夠得到真正的解決。

　　祝福大家都能找回自己最喜歡的身型與健康的狀態，讓肥胖從此遠離你。

Eurasian Publishing Group
圓神出版事業機構
用心與你對話・視野無限寬廣

如何出版社
Solutions Publishing

www.booklife.com.tw   reader@mail.eurasian.com.tw

Happy Body 189

其實你胖得很冤枉

家醫科女醫師教你重啟健康體重基礎閾值，身體自然瘦

作　　者／陳欣湄
插　　圖／米可
發 行 人／簡志忠
出 版 者／如何出版社有限公司
地　　址／臺北市南京東路四段50號6樓之1
電　　話／（02）2579-6600・2579-8800・2570-3939
傳　　真／（02）2579-0338・2577-3220・2570-3636
總 編 輯／陳秋月
主　　編／柳怡如
專案企畫／沈蕙婷
責任編輯／張雅慧
校　　對／陳欣湄・張雅慧・柳怡如
美術編輯／林雅錚
行銷企畫／陳禹伶・曾宜婷
印務統籌／劉鳳剛・高榮祥
監　　印／高榮祥
排　　版／陳采淇
經 銷 商／叩應股份有限公司
郵撥帳號／18707239
法律顧問／圓神出版事業機構法律顧問　蕭雄淋律師
印　　刷／龍岡數位文化股份有限公司
2021年6月　初版

定價 380 元　　　ISBN 978-986-136-582-4

減重不是數學題，光靠加法（飲食控制）與減法（運動消耗熱量），
小心瘦了體重卻壞了身體？！
許多女性個案，平白無故地承受長期的發胖，
她們長年來嚴格控管飲食、做高強度運動，體重仍減不下來！
在找出她們身體背後潛在的問題，並執行調整建議後，
身體的各項指數回復到健康狀態，體態也變得輕盈不少。

——《其實你胖得很冤枉》

◆ **很喜歡這本書，很想要分享**

圓神書活網線上提供團購優惠，
或洽讀者服務部 02-2579-6600。

◆ **美好生活的提案家，期待為您服務**

圓神書活網 www.Booklife.com.tw
非會員歡迎體驗優惠，會員獨享累計福利！

國家圖書館出版品預行編目資料

其實你胖得很冤枉——家醫科女醫師教你重啟健康體重基礎閾值，身體自
然瘦／陳欣湄 作.-- 初版.-- 臺北市：如何出版社有限公司，2021.06
256面；14.8×20.8公分.--（Happy Body；189）
ISBN 978-986-136-582-4（平裝）

1.減重 2.肥胖症

411.94   110005665